T0043671

Ayurveda

Ayurveda

Thérèse Bernard

esenciales

ROBIN
BOOK

© 2015, Thérèse Bernard

© 2015, Redbook Ediciones, s. l., Barcelona

Diseño de cubierta e interior: Regina Richling

ISBN: 978-84-9917-375-7

Depósito legal: B-23.953-2015

Impreso por Sagrafic, Plaza Urquinaona 14, 7º-3ª 08010

Barcelona Impreso en España - *Printed in Spain*

«Nada sienta mejor al cuerpo que el crecimiento del espíritu.»

Proverbio hindú

.

Índice

Thérèse Bernard

Introducción

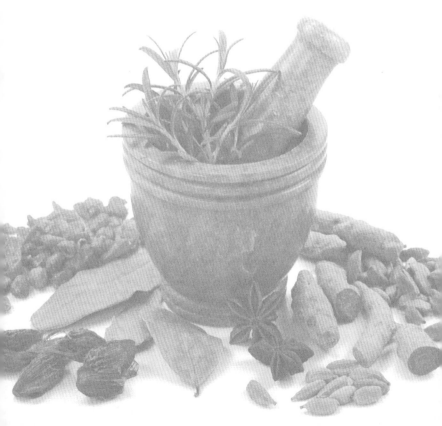

La antigua medicina india se llama ayurveda. Pero esta ciencia milenaria no solo trata las enfermedades y su curación sino que sus respuestas son de naturaleza holística: esto es, trata de ofrecer al ser humano una mejor calidad de vida y una mayor longevidad de una manera completa.

Como sistema global que es, abarca los sistemas básicos esenciales de la medicina y también un sistema especial de diagnóstico y tratamiento, preocupándose por la enfermedad pero también por las causas que la originan.

La investigación médica moderna orienta sus esfuerzos a la cura pero no dice nada de las medidas preventivas que protejan a las personas contra las diversas enfermedades. Como tampoco valora las diferencias y constituciones individuales. Sin embargo, en el ayurveda, el tema central es el mantenimiento de la salud y la adopción de un modo de vida sano. Dicho esto también quiero señalar las diferentes medicinas pueden muy bien complementarse entre sí.

El ayurveda no hace distinción entre cuerpo y alma. Ambos, junto a la mente, forman un conjunto que define al "yo" que otorga entidad al ser vivo. Pero el alma es el auténtico "yo" del individuo y la causa de su conciencia. El cuerpo y la mente forman la parte física de un ser que no puede existir sin el alma que a su vez está conectada con la energía universal.

Por tanto, las enfermedades deben tratarse dentro del contexto social, cultural y espiritual del individuo y de su conexión con el Universo. Así, la constitución humana primaria depende de la proporción relativa de los tres humores que mantienen la integridad del cuerpo y que son responsables de todas sus funciones físicas y mentales. La salud es el resultado de la armonía de estos tres humores y de su equilibrio con el entorno.

El restablecimiento de la salud mediante hierbas medicinales, masajes, terapias de movimiento, baños y recetas ayurvédicas nos ayudan a desarrollar una cierta sensibilidad hacia nuestro propio cuerpo y su relación con el entorno. Este libro es una introducción y una guía práctica del modo de vida ayurvédico que ayuda a entender los principios de esta sabia disciplina.

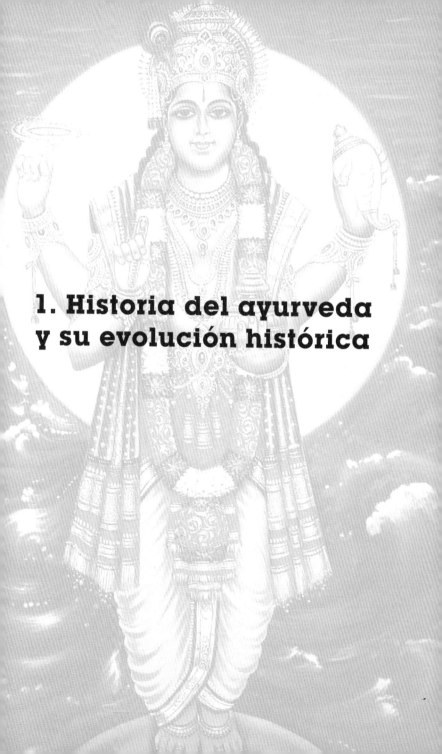

1. Historia del ayurveda y su evolución histórica

El ayurveda es la ciencia de la vida, el sistema holístico y preventivo de salud más antiguo del mundo, una forma natural de crear equilibrio y fortalecer las capacidades curativas del cuerpo humano. Su origen se remonta a cerca de unos 10.000 años atrás, estando documentado a partir de los *Vedas,* los escritos en sánscrito que aparecen en el 2.500 aC.

El conocimiento actual sobre ayurveda ha sido tomado, principalmente, de escritos relativamente tardíos: sobre todo el *Caraka Samhita* (aproximadamente del 1500 aC.), el *Hrdyam Ashtang* (del 500 dC.) y el *Sushrut Samhita* (300 – 400 dC.). En estos tres clásicos se describen los principios básicos y las teorías a partir de las cuales el ayurveda ha evolucionado.

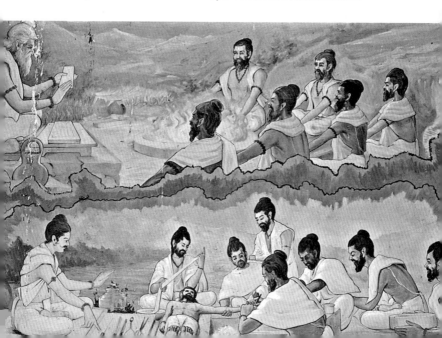

Thérèse Bernard

Los *vedas*

La palabra *veda* significa «saber» o «conocimiento» y se asigna a una serie de escritos que debido a su extensión y diversidad constituyen una auténtica enciclopedia religiosa, así como toda una tradición literaria, la más antigua del mundo.

Los *vedas* son textos de contenido religioso y ritual, que fueron pasando de una generación a otra, se aprendían de memoria y se recitaban, y hasta el siglo V no fueron puestos por escrito. Aunque el contenido es básicamente religioso se encuentran ya algunas ideas filosóficas que luego serán desarrolladas con más amplitud, sobre todo en las *Upanishads*. Algunas de las cuestiones metafísicas y cosmológicas más importantes que contienen estos *vedas* son: la idea de que Uno fue el origen de todo, la idea de un orden cósmico, precursor del concepto de *dharma*, así como algunas concepciones sobre la muerte.

En conjunto representan la ortodoxia del pensamiento indio temprano, y pueden dividirse en cuatro grandes grupos:

· *Rig veda*, o la sabiduría de los himnos,
· *Sama veda*, referido a las melodías,
· *Yajur veda*, referido a las fórmulas rituales y
· *Atharva veda*, sobre las fórmulas mágicas.

Se trata de una ciencia que toma en cuenta no solo el estado de salud de la persona sino también sus motivaciones y sufrimientos, sus convicciones espirituales y sus costumbres de vida.

El principio orientador es que la mente ejerce una poderosa influencia sobre el cuerpo. El hecho de que la persona se vea libre de enfermedades depende de que acabe o no poniéndose en contacto con su propia conciencia y logre equilibrarlas, para luego extender ese equilibrio por todo el cuerpo.

El *Atharva veda*

El registro más antiguo como testimonio del ayurveda es el *Rig veda*, una compilación de versos sobre la naturaleza y la cosmología. El *Rig veda* insiste en los tres poderes ayur-védicos principales como *indra (prana o vata), agni (pitta) y soma (kapha)* y el *Atharva veda,* texto posterior y precursor del ayurveda, añade mantras y varias plantas para curar enfermedades así como el uso de gemas y amuletos. En el *Rig veda* se encuentra material sobre la naturaleza de la salud y la enfermedad, patogenia y principios de tratamientos.

Pero el ayurveda deriva originariamente del *Atharva veda*, uno de los 4 *vedas* clásicos. En este libro se listan las ocho divisiones del ayurveda: medicina interna, cirugía de la cabeza y cuello, oftalmología y otorrino-laringología, cirugía, toxicología, psiquiatría, pediatría, gerontología y la ciencia de la fertilidad.

El *Atharva veda* da mucha importancia a la curación, la paz y la prosperidad. La mayoría de referencias védicas a la sanación se encuentran en este libro. La mayoría de sus himnos están dedicados a estados tan diversos como las fiebres, afecciones de la piel, problemas respiratorios, cardiopatías, infecciones intestinales y parásitos. Uno de los siete profetas del *Rig veda*, Bharadvaja, era el responsable de la transmisión de la ciencia del ayurveda a los dominios de los dioses y a las más altas entidades cósmicas.

El *Atharva veda* muestra una fuerte orientación hacia el empleo de los poderes del "yo" y su uso en la autosugestión y la curación. Es también el primer documento escrito sobre el concepto de los tres humores.

También se describen con detalle las plantas medicinales, con sus características y el papel específico que desempeñan en la curación.

«Oh Haridre (cúrcuma), eres la mejor de todas las medicinas, lo mismo que el Sol y la Luna durante el día y la noche respectivamente.»

No existe una sola planta por humilde que sea que no tenga propiedades beneficiosas para cualquier ser, sea animal o humano, ya sea como alimento o como medicamento. Cuando las hierbas son usadas en un contexto holístico los resultados son mejores. La hierba usada con una rutina, una alimentación adecuada y un cambio de actitud ante la enfermedad, hace que los resultados sean óptimos. Hay descripciones de plantas que tratan enfermedades como la hepatitis, la malaria, el tifus, la tuberculosis, la epilepsia, etc.

Con todo ello puede deducirse que los vedas tenían un conocimiento muy exhaustivo de los parásitos que podían generar una enfermedad, su fuente de origen y su manera de penetrar en el cuerpo.

Período clásico

La medicina védica dio paso a un sistema racional que relegó a la magia y al misticismo. La observación y la experiencia adquirieron un papel importante y permitieron elaborar una compleja teoría fisiopatológica que fue apoyándose en los conceptos filosóficos previos. Durante este periodo se conformó la ortodoxia ayurvédica. Los tratados más importantes que han llegado hasta nosotros son:

Caraka Saṁhitā

Es un manual clásico de medicina interna. Fue compilado alrededor del siglo I aC. Se trata de un trabajo sistemático dividido en más de cien capítulos que elabora la estructura fisiológica y anatómica del cuerpo humano, destacando sus agentes etiológicos, los síntomas de varias enfermedades, la metodología para el examen de pacientes, su tratamiento y pronóstico.

Mezcla la prosa y la poesía y ha servido como fuente de inspiración para trabajos de investigación más modernos.

El texto es importante y revolucionario, porque dejó atrás la fe ciega y las supersticiones de los viejos tiempos y desarrolló una actitud racional hacia los problemas.

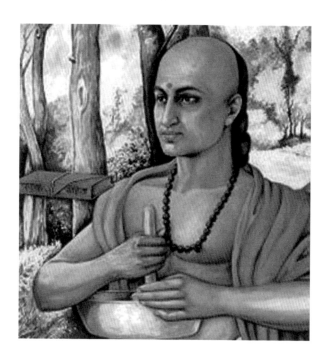

Thérèse Bernard

Aportaciones del *Caraka Saṁhitā*

- Diferentes maneras de examinar el paciente a través de la palpación y la percusión en algunas partes del cuerpo.
- Importancia del examen global del paciente.
- Aspectos preventivos: dieta, comportamientos sociales.
- Detalladas descripciones sobre plantas medicinales y sus propiedades.
- El capítulo sobre terapia de rejuvenecimiento es hoy fuente de investigación.

Suśruta Saṁhitā

Su autoría se atribuye a Suśruta, un influyente médico del reino de Kǎśi que enseñó cirugía en el s. V. En este texto existen sofisticadas descripciones de instrumentos quirúrgicos. Se caracteriza por las descripciones de instrumentos y técnicas quirúrgicas muy avanzadas (catarata, extirpación de cuerpos extraños, etc.), y por las amplias referencias de anatomía y fisiología.

Susrśta describe un procedimiento para la disección del cuerpo humano por el método de maceración. El conocimiento de anatomía que desprende es muy exacto. Las descripciones de los puntos vitales del cuerpo son comparables al sistema de acupuntura de la medicina tradicional china. El autor declara la importancia tanto del conocimiento teórico como práctico y describe caminos para desarrollar la habilidad quirúrgica.

Aportaciones del *Suśruta Saṁhitā*

- Explica la importancia de la disección de cuerpos para el aprendizaje de la cirugía: Cómo se preparaban los cuerpos y la necesidad de practicar sobre modelos, como flores, frutas, etc.
- Información sobre los instrumentos quirúrgicos que utiliza.
- Dedicación de un capítulo al post-operatorio.
- Clasificación de diversas enfermedades, detalles de dolores y tratamientos neurológicos con baños de aceite o ghee, tratamiento con hierbas como el turmeric para la diabetes.
- Tratamientos de cirugía plástica.
- Se mencionan diversos tipos de suturas.
- Se explican las operaciones de cataratas.

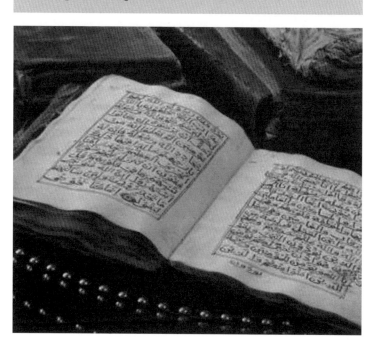

Thérèse Bernard

Aṣṭāṅgahṛdaya Saṁhitā

Este texto se atribuye a Vagbhata, que trabajó en la escuela de medicina de la antigua Universidad de Nalanda. Esta obra resume los puntos de vista de Caraka y Suśruta, y añade un gran número de datos científicos referentes al tratamiento de la enfermedad.

❖ Menciona nuevas plantas medicinales hasta ese momento desconocidas.

❖ Explica la relación entre las enfermedades y los humores del cuerpo. Por ejemplo, las enfermedades debidas al hiperestado de los fluidos del cuerpo se relacionan con el humor *Kapha*, y las enfermedades debidas al hiperestado de la sangre se relacionan con el humor del cuerpo *Pitta*.

❖ Presenta nuevos tónicos para el rejuvenecimiento.

❖ Aparecen nuevos afrodisíacos.

❖ El texto menciona que algunas toxinas, después de ser procesadas, pueden servir para tratar enfermedades.

Existen otros tratados ayurvédicos, aparte de los tres mencionados anteriormente. Pero hay tres textos clásicos que son considerados muy importantes, debido a su mérito extraordinario a la comunidad entera.

❖ ***Madhava Nidan:*** Este clásico del siglo VII está completamente enfocado en los aspectos del diagnóstico y aspectos etiológicos del ayurveda. Este tratado fue escrito por Madhavakara.

❖ ***Sharangadhara Samhita:*** Este compendio de siglo XIII tiene una vasta información sobre los farmacéuticos ayurvédicos. Este clásico fue escrito por Sharan-gadhara y ha proporcionado muchas formulaciones al mundo del ayurveda.

❖ *Bhava-prakash:* Este texto fue compilado por Bhava mishra en el siglo XVI. La gran compilación de plan-tas medicinales y sus características es la contribución principal de este gran tratado.

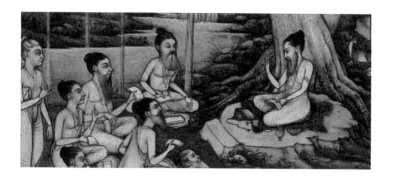

Estamos en la edad de oro del desarrollo de la medicina ayur-védica. La antigua literatura ayurvédica describe ocho espe-cialidades diferentes:

1. medicina interna
2. pediatría
3. enfermedades otorrinolaringológicas
4. psiquiatría
5. cirugía y rinoplastia
6. toxicología
7. rejuvenecimiento y longevidad
8. virilidad

Aunque no forman parte de la ortodoxia, también tienen relevancia histórica algunos manuscritos encontrados en

Asia Central, entre los que destacan el manuscrito *Bower* y el manuscrito *Macartney,* ambos datados en el s. IV. Estos documentos han servido para probar definitivamente la existencia de la medicina india en fechas muy tempranas.

La expansión del ayurveda

Alrededor del año 800 aC se crearon numerosas universidades ayurvédicas por toda India, haciendo que el budismo se extendiera y se hiciera muy popular. Es el momento en que crean cientos de hospitales por todo el país y el saber de la ciencia ayurvédica viaja a países vecinos, como Grecia, Persia o Egipto.

Con su expansión, el ayurveda se mezcla con otros sistemas médicos tribales y con remedios autóctonos, enriqueciéndose notablemente.

En las obras de Dioskórides y de otros autores griegos se pueden identificar ciertos elementos indios. Algunos ejemplos son plantas y especies como la pimienta o el cardamomo, la influencia de las estaciones en la dieta, las sangrías, etc.

Los árabes, al conquistar la India, aprendieron su sistema médico y lo adaptaron a su cultura, expandiéndolo a todo el mundo musulmán, y eso incluye la península Ibérica. Avicena (980-1037) fue uno de los más importantes filósofos y médicos árabes, escribió *Al-Qanun fi'l-Tibb* o *Canon de la medicina,* compendio de conocimientos de la época, junto a sus propias observaciones. Esta enciclopedia médica de Occidente y de Oriente fue publicada más de treinta veces en latín en los siglos XV y XVI.

Gracias a la ruta de la seda se produjo un contacto directo entre médicos europeos e indios. Portugueses, holandeses e ingleses, además, se establecieron con sus respectivas compañías comerciales en el golfo de Bengala. Algunos ingleses ilustrados, por ejemplo, mostraron interés en conocer las tradiciones locales, impulsando numerosas traducciones de textos sánscritos sobre matemáticas, astronomía y medicina. Así, en distintas épocas, sucedió:

❖ 1940: Aprobación del Drugs and Cosmetics Act, 1940, que incluye regulaciones sobre el uso de productos ayurvédicos y sienta las bases de la legislación posterior.

❖ 1970: Aprobación del Indian Medicine Central Council Act, 1970, que dio lugar a la creación del «Central Council of Indian Medicine» cuyo trabajo permitió regularizar la enseñanza y el ejercicio del ayurveda.

❖ 1995: Inauguración del Departamento Indian Systems of Medicines and Homeopathy, que en noviembre de 2003 pasó a llamarse Departamento de ayurveda, Yoga and Naturopathy, Unani, Siddha and Homeopathy (AYUSH). Este Departamento, dependiente del Ministerio de Salud y Bienestar Familiar del Gobierno de India, centraliza todo lo relacionado con las «medicinas no convencionales».

❖ 2002: Aprobación de la National Policy on Indian Systems of Medicine & Homeopathy-2002, la primera política específica sobre medicinas tradicionales.

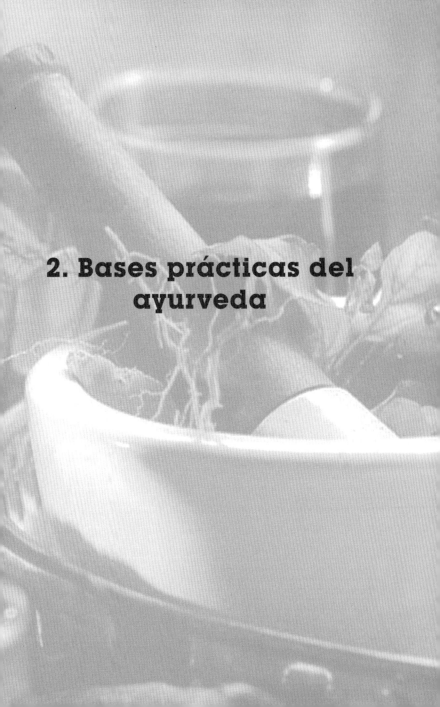

2. Bases prácticas del ayurveda

Los fundamentos del ayurveda se refieren al modo de mantener la armonía entre las diferentes fuerzas de la naturaleza. Pero para ello es esencial el equilibrio dentro de nuestro propio microcosmos y establecer una consonancia entre este y el macrocosmos. Sus principios uniformes y fundamentales no sólo están presentes en lo que respecta a los seres vivos del Universo sino que subyacen en todo lo que existe.

Los tres *doshas: vata, pitta y kapha*

Todas las funciones físicas y mentales del cuerpo se rigen por los tres humores básicos: *vata, pitta* y *kapha*. Los tres mantienen la integridad de la totalidad del cuerpo y gobiernan su estructura física y los procesos mentales. Cuando los tres sistemas funcionan de manera coordinada, el cuerpo humano goza de buena salud. En cambio, el desequilibrio humoral provoca la decadencia del cuerpo y los desequilibrios de la personalidad.

De la misma forma, el predominio extremo de uno de ellos también provoca un cierto desequilibrio, provocando trastornos internos y generando vulnerabilidad frente a los ataques externos.

Thérèse Bernard

Vata deriva del éter y el aire, *pitta* del fuego y *kapha* de la tierra y el agua. Los tres humores no sólo gobiernan la integridad del individuo sino que se relacionan también con el cosmos.

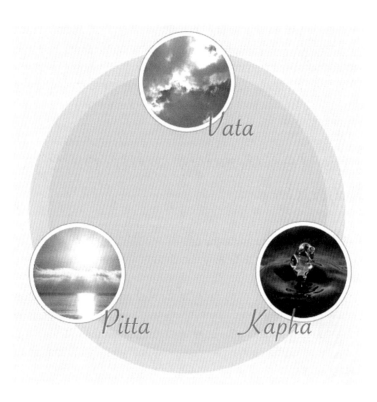

Vata

Vata es el principio del movimiento. Suele simbolizarse por el aire, un aire biológico, vital. *Vata* controla el sistema nervioso central. Como energía sutil que es, gobierna los movimientos biológicos como el respirar, el latido del corazón, el movimiento celular, los movimientos musculares, la acción intestinal, etc.

Cuando una persona siente algún movimiento, temblor o espasmo en su cuerpo significa que la energía sutil *vata* está actuando. Manifestaciones de esta energía son la alegría, el placer, el nerviosismo, etc. No hay que olvidar que *vata* gobierna los sentimientos y las emociones, tales como la pena o el temor.

Vata es el *dosha* más importante, ya que pone en acción a *pitta* y *kapha*.

Una persona en la que predomina *vata* suele ser de contextura pequeña: es creativo, aunque se cansa con facilidad, y tiene facilidad para padecer de insomnio o angustia.

¿Cómo es una persona *vata* mental y emocionalmente?

- Entienden rápidamente, aunque también se olvidan pronto, no tienen una buena memoria.
- Les cuesta tomar decisiones.
- Activos, creativos, inquietos.
- Nerviosos, miedosos, ansiosos.
- Inestables emocional y mentalmente. Gustan de los cambios.
- Pueden ser grandes pensadores, maestros por naturaleza, viajeros y aventureros, artistas, líderes espirituales.

Las personas tipo *vata* suelen mostrar miedo o ansiedad. Tienen posibilidad de cambiar con facilidad y no se amoldan a la rutina. Suelen ser muy flexibles pero les cuesta mantener la atención y la concentración en un trabajo. El exceso de *vata* se acumula en aquellos lugares donde predomina esta energía, esto es, el intestino grueso, la piel, los oídos y las articulaciones. Puede producir estreñimiento, gases, dolores premenstruales en las mujeres, piel seca e insomnio. En cambio, un defecto de *vata* produce agotamiento, cansancio excesivo, dificultades en la respiración y en la concentración y sensación de apatía general.

Causas del agravamiento de *vata*

- Alimentos picantes y astringentes.
- Comer alimentos recalentados.
- Comida cruda y seca.
- Comer poco y rápidamente.
- Sobrestimulación.
- Contener las necesidades fisiológicas.
- Dormir poco.
- Hablar mucho y fuerte.
- Exceso de actividades.
- Exceso de ejercicio.
- Otoño.
- Exponerse al viento.

Pitta

Se trata del principio de transformación. Es el elemento fuego y por eso es de naturaleza caliente. Se caracteriza por ser afilado, picante, agrio y móvil. Es responsable de la visión, la digestión, el mantenimiento del calor corporal, el hambre y la sed, la flexibilidad y el brillo del cuerpo, la alegría y el intelecto.

Pitta gobierna la digestión, la absorción y la digestión; es el responsable de la nutrición y de la transformación del alimento sólido en luz y energía. Este humor controla el metabolismo, los jugos y enzimas.

También tiene un poderoso control sobre la razón, la inteligencia y la comprensión.

Cuando tenemos un exceso de *pitta* notamos desequilibrios en las partes del cuerpo que afectan a *pitta*. Podemos tener diarreas, sudoración fuerte, sed intensa, hambre excesiva, cansancio, ira, mal aliento, hemorroides, nerviosismo. Tienen tendencia a tener acidez de estómago y úlceras. Un exceso de *pitta* puede producir granos y sarpullidos, calvicie e incluso ataques cardíacos motivados por el estrés. Una carencia de *pitta* puede provocar molestias intestinales.

Causas que agravan *pitta*

- Clima caliente y picante.
- Comida grasa y frita.
- Comida, bebidas, especies muy calientes.
- Hacer ejercicio a medio día o a media noche.
- Competir.
- Sentir envidia.
- Alimentos fermentados.
- Ayuno prolongado.
- Odio, enojo, envidia.
- Agresividad.
- Verano.

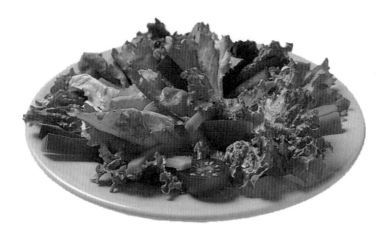

Debido al exceso de calor que hay en su cuerpo y en la sangre las personas *pitta* deben ingerir alimentos crudos y ensaladas. Les sientan muy bien los alimentos dulces y astringentes, alejándose de los sabores picantes, agrios y salados.

Es conveniente que no ingiera carnes rojas, acercándose más a una dieta de tipo vegetariana, ya que le sientan bien las hortalizas y las legumbres, el arroz y la pasta, necesarios todos ellos para su actividad diaria.

La palabra que mejor define a *pitta* es moderación. Debe buscar este concepto en los alimentos que ingiere, en sus emociones, en sus exigencias en el trabajo para consigo y para con los demás. En cualquier caso, debe huir de los estimulantes como el café o el té.

Alimentos recomendables para *pitta*

- Se recomienda las manzanas, el coco, las naranjas, las pasas, los higos, la piña, y se deben comer dulces y maduras.
- La pasta y el arroz le viene muy bien.
- La carne de pollo y el pavo siempre que no se abuse, evitando las carnes rojas y pescados.
- Las legumbres en general le vienen muy bien.
- Dentro de las hortalizas le sientan bien la coliflor, los espárragos, las vainas, la col, la lechuga, patatas, pimiento, intentando evitar los ajos, las cebollas, las berenjenas, los tomates y la remolacha.
- Si no abusa de una manera excesiva, los dulces no le sentarán mal.
- Debe reducir los frutos secos, a excepción de las pipas de girasol o de calabaza.
- En general debe evitar las especias aunque de una manera moderada puede usar el cilantro, la menta, el comino, la pimienta negra, a cúrcuma.
- Evite los picantes, el vinagre y las salsas preparadas.

Kapha

Kapha deriva de los elementos fundamentales agua y tierra. Es pesado, frío, blando, dulce e inmóvil. Sus funciones principales son el compromiso, la firmeza, la pesadez, la fuerza, la potencia, la paciencia y el control.

Su estructura corporal es la de un cuerpo bien desarrollado con tendencia a la obesidad. Sus venas y tendones no son visibles, y los huesos son grandes, con las articulaciones bien lubrificadas. Aumentan de peso con facilidad y en cambio, les cuesta perderlo. Su piel es suave, lustrosa, fría y pálida, mientras que suele tener los ojos oscuros y las pestañas largas. Su digestión es regular pero más bien lenta, aun con eso son personas golosas a las que les gusta bastante el dulce.

Mentalmente tienden a comprender las cosas de manera lenta, si bien son personas que tienen buena memoria. Son saludables, felices, románticos y pacíficos. Tienen tendencia a ser avaros en lo económico, apegados al dinero y a las cosas materiales; son introvertidos, en ocasiones envidiosos y posesivos. Son personas que gastan mucha energía en los aspectos emocionales y pueden caer a menudo en la depresión y en la letargia. Por otro lado, son estables, dignos de confianza, buenos administradores y excelentes padres.

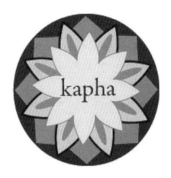

Alimentos recomendables para kapha:

- Frutas dulces, agrias y jugosas como las manzanas, peras o albaricoques, evitando los plátanos, el coco o las uvas.
- Especias como el jengibre, que ayuda a hacer la digestión.
- Evitar comer demasiada pasta o arroz.
- Todo tipo de hortalizas, evitando los pepinos y los tomates.
- Evitar la mantequilla, la leche entera, y comer excesivos huevos.
- El pollo o el pavo son preferibles a las carnes rojas. Evitar el marisco.
- Las legumbres en general son recomendables.
- Es preferible el aceite de girasol o de sésamo, antes que el de oliva.
- Evite el azúcar y usa miel sin excederse.
- Evite los frutos secos, a excepción de las pipas de girasol o de calabaza.

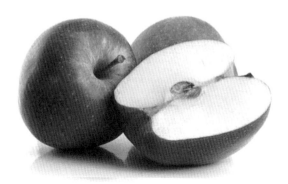

Thérèse Bernard

Cómo identificar su *dosha* dominante

Con el cuestionario que sigue a continuación podrá identificar su *dosha* dominante. Las preguntas están divididas en tres secciones de 20 preguntas.

Evalúe de 0 a 6 lo que se aplique a usted, tomando como referencia:

0 = No se aplica a mí.

3 = Se aplica un poco (o a veces).

6 = Se aplica la mayoría de las veces o casi siempre.

Al final de cada sección, anote su puntuación. Por ejemplo, si anotó un 6 para la primera pregunta, un 3 para la segunda y un 2 para la tercera, la puntuación será 11. Cuando termine, tendrá tres puntuaciones diferentes. Al compararlas, podrá determinar su tipo de cuerpo. En lo referido a los rasgos físicos objetivos, por lo general su elección será obvia. En cuanto a las características mentales y de comportamiento, que son más subjetivas, deberá responder de acuerdo a lo sentido y actuado la mayor parte de la vida, o al menos durante los últimos años.

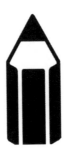

SECCIÓN 1: *VATA*

Asigne un valor de 0 a 6 en la casilla correspondiente

1. Hago las cosas con rapidez.

○

2. No soy capaz de memorizar ni de recordar después.

○

3. Soy entusiasta y vivaz por naturaleza.

○

4. Soy de físico delgado, no subo de peso con facilidad.

○

5. Siempre aprendí con gran rapidez.

○

6. Cuando camino lo hago con paso rápido.

7. Tiendo a tener dificultades para decidir.

○

8. Tiendo a tener gases y a constiparme con facilidad.

○

9. Tiendo a tener las manos y los pies fríos.

○

10. Me pongo ansioso o preocupado con frecuencia.

○

11. No tolero el frío tan bien como las demás personas.

○

12. Hablo con rapidez y mis amigos me consideran conversador.

○

13. Mi ánimo cambia con facilidad y soy de naturaleza emotiva.

14. Suelo tener dificultades para conciliar el sueño o para dormir bien toda la noche.

15. Mi piel tiende a ser muy seca, sobre todo en invierno.

16. Mi mente es muy activa, a veces inquieta, pero siempre muy imaginativa.

17. Mis movimientos son rápidos y activos; mi energía suele surgir en arranques.

18. Me excito con facilidad.

19. Suelo tener hábitos irregulares para comer y para dormir.

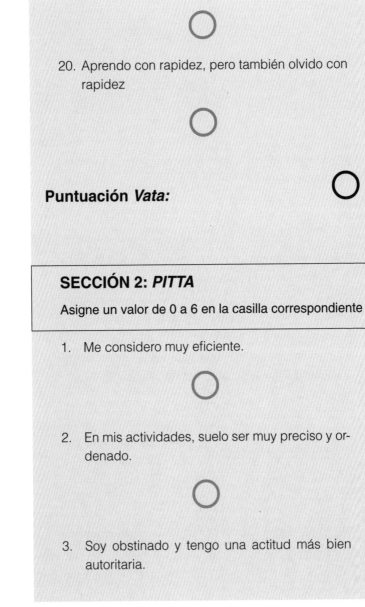

20. Aprendo con rapidez, pero también olvido con rapidez

Puntuación *Vata:*

SECCIÓN 2: *PITTA*

Asigne un valor de 0 a 6 en la casilla correspondiente

1. Me considero muy eficiente.

2. En mis actividades, suelo ser muy preciso y ordenado.

3. Soy obstinado y tengo una actitud más bien autoritaria.

4. Me siento incómodo o me fatigo con facilidad en clima cálido.

5. Tiendo a transpirar.

6. Aunque no siempre lo demuestre, me irrito o enfado con bastante facilidad.

7. Si me salto una comida o se demora, me siento mal.

8. Se pueden aplicar a mi pelo una o más de estas características: Pelo canoso o pierdo el pelo precozmente; es fino, escaso, lacio; es rubio, rojizo o color arena.

9. Tengo buen apetito; si quiero, soy capaz de comer en cantidad.

○

10. Mucha gente me considera obstinado.

○

11. Tengo hábitos intestinales muy regulares; es más frecuente que tenga intestinos flojos que constipación.

○

12. Me impaciento con frecuencia.

○

13. Suelo ser perfeccionista en los detalles.

○

14. Me enfado con facilidad, pero también olvido pronto.

○

15. Me gustan mucho los alimentos fríos, como cremas heladas y bebidas frías.

◯

16. Tiendo más a sentir que un ambiente está demasiado caldeado que frío.

◯

17. No tolero las comidas muy calientes y demasiado condimentadas.

◯

18. No soy tan tolerante con los desacuerdos como debería.

◯

19. Disfruto de los desafíos, y cuando quiero algo, mis esfuerzos para lograrlo son muy decididos.

◯

20. Suelo ser demasiado crítico/a en relación a los demás, y también conmigo/a mismo.

◯

Puntuación *Pitta:* ◯

SECCIÓN 3: *KAPHA*

Asigne un valor de 0 a 6 en la casilla correspondiente

1. Mi tendencia natural es hacer las cosas de un modo lento y relajado.

2. Subo de peso con más facilidad que los demás, y soy más lento/a para perderlo.

3. Tengo un carácter plácido y sereno no me altero con facilidad.

4. Puedo saltarme comidas sin dificultad ni sufrir por ello.

5. Tiendo al exceso de mucosidad o flema, a las congestiones crónicas, asma o problemas sinusoidales.

6. Para sentirme bien al día siguiente, necesito al menos ocho horas de sueño.

○

7. Gozo de sueño profundo.

○

8. Soy calmado/a por naturaleza, y no me enfado con facilidad.

○

9. No aprendo tan rápido como otros, pero tengo excelente retención y memoria perdurable.

○

10. Tiendo a volverme rollizo/a. Almaceno grasa extra con facilidad.

○

11. El clima frío y húmedo me molesta.

○

12. Tengo el pelo grueso, oscuro y ondulado.

○

13. Tengo la piel tersa, suave, de color más bien pálido.

○

14. Soy de contextura grande y robusta.

○

15. Las siguientes palabras me describen bien: sereno/a, de carácter dulce, afectuoso/a y perdono con facilidad.

○

16. Soy de digestión lenta, y esto me hace sentir pesado/a después de comer.

○

17. Soy vigoroso/a y tengo resistencia física, así como un nivel de energía parejo.

○

18. Por lo general, camino con paso lento y mesurado.

O

19. Tiendo a dormir demasiado y a estar aturdido/a al despertarme, y suelo ser lento para entrar en actividad por la mañana.

O

20. Como con lentitud, y soy de actos lentos y metódicos.

O

Puntuación _Kapha:_   O

Puntuación final:

Vata   O

Pitta   O

Kapha   O

Thérèse Bernard

Ahora que ha sumado los puntos, podrá determinar su tipo de cuerpo. Si bien hay sólo tres tipos de *dosha*, el ayurveda los combina de diez maneras posibles, y define así diez tipos de cuerpo diferentes.

Si una puntuación es mucho más alta que las otras, lo más probable es que su tipo sea de un solo *dosha*. No cabe duda de que usted es de un solo *dosha* si la valoración de uno de ellos es el doble de otro, pero también puede aplicarse un margen menor. En los tipos de un solo *dosha*, las características son muy evidentes. El siguiente con más alta puntuación se manifestará en sus tendencias naturales, pero será mucho menos definido.

Si no domina ningún *dosha*, usted es de dos *doshas*. Tipos de dos *doshas*:

❖ *Vata-Pitta o Pitta-Vata*

❖ *Pitta-Kapha o Kapha-Pitta*

❖ *Vata-Kapha o Kapha-Vata*

Si es de dos *doshas*, predominarán los rasgos de los dos dominantes. Aquel en el que haya conseguido más puntos predominará en su tipo de cuerpo, pero los dos son importantes. La mayoría de las personas es de dos *doshas*.

Si las tres puntuaciones resultan casi iguales, es posible que sea un tipo de tres *doshas*. Tipos de tres *doshas*:

❖ *Vata-Pitta-Kapha*

No obstante, este último es considerado el menos frecuente de todos. Revise otra vez sus respuestas o pida a un amigo que lo haga. También puede releer las descripciones para cada uno de los tres *doshas* para ver si en su constitución predomina uno o dos de los *doshas*.

Tipos de enfermedades

Según la teoría del ayurveda hay tres tipos de enfermedades

❖ Las endógenas: Son las que surgen por un desequilibrio entre los tres humores: *vata, pitta y kapha*.

❖ Las exógenas: Son las que surgen por influencias exteriores tales como veneno, contaminación atmosférica, parásitos, virus y bacterias.

❖ Las psíquicas: Surgen cuando los deseos quedan sin satisfacerse y la persona se enfrenta a lo no deseado.

Pero estos tres tipos de enfermedades están interrelacionados. El desequilibrio de los humores que causan las afecciones innatas aumenta también la propia vulnerabilidad frente a los males exógenos, ya que el cuerpo que no tiene equilibradas sus funciones no es lo suficientemente fuerte como para defenderse de los ataques externos.

Las enfermedades psíquicas también son causa de enfermedades innatas que afectan al estado mental y pueden convertirse en motivo de trastornos psíquicos.

Hay dos factores básicos para mantener el equilibrio entre los humores. Toda persona tiene uno o dos humores dominantes que determinan su carácter psicosomático o su naturaleza fundamental. Es lo que se conoce como *prakrti*. Las diferencias en el grado de dominancia son responsables de la gran variación en los atributos físicos y psicosomáticos.

El segundo factor es que los diversos factores de nuestras vidas influyen y cambian constantemente estos humores. Nuestra alimentación, el clima, las horas de sueño, el lugar de trabajo, alteran nuestro equilibrio humoral. Con todo ello a cuestas, la persona debe ser capaz de mantener el equilibrio

Thérèse Bernard

de los tres humores. Esto requiere ser conscientes de nuestra propia naturaleza y conocer el entorno que nos rodea sobre esos humores.

Pero, ¿por qué se desequilibra un humor? Por ejemplo, hay personas que comen de una manera muy selectiva pero que no son conscientes del efecto que esto tiene a largo plazo sobre su salud. Quien sigue las modas en las dietas alimenticias pero no tiene en cuenta la fuerza y la constitución individuales, contribuye a alterar sus humores.

Combinaciones de humores

A pesar de que cada humor lleva a cabo funciones específicas, tanto *vata* como *pitta* o *kapha* están interrelacionados. Uno puede dominar sobre otro, pero también pueden existir combinaciones entre ellos. Estas variaciones se deben no sólo a las proporciones de los humores en relación unos con otros sino también a las diferencias en la gradación de estos humores. Con la misma porción relativa, una persona puede tener humores en una cantidad más baja o más alta, lo que llevará a modificar sus reacciones físicas y mentales.

Para conocerse a sí mismo respecto a los humores dominantes es necesario estar muy atento a las propias acciones y reacciones, controlando en todo momento nuestra alimentación y ser sensibles a los cambios que percibimos en nuestro organismo cuando ingerimos un tipo de nutrientes determinado.

Las enfermedades también pueden clasificarse según su origen: psicológico, espiritual o físico. Y también pueden clasificarse de acuerdo al órgano en el que se manifiesta la enfermedad, ya sea el hígado, el corazón, los pulmones, etc. No hay que olvidar que los síntomas de la enfermedad pueden aparecer en otro lugar que no sea su origen. Por tanto tenemos que las enfermedades pueden clasificarse de acuerdo a los factores y a la *dosha* (*vata*, *pitta* o *kapha*) que la causa.

Origen de las enfermedades

La constitución individual de cada persona determina la propensión a las enfermedades. Una persona de tipo *kapha* suele padecer ataques de anginas, sinusitis, bronquitis y congestión en los pulmones. El origen de sus enfermedades se sitúa en el estómago. En cambio, las personas de tipo *pitta* suelen padecer problemas en la vesícula y el hígado, problemas estomacales tipo úlceras y gastritis o bien erupciones cutáneas, siendo el intestino delgado el lugar de origen de sus enfermedades. En cambio las personas *vata* son propensas a los dolores de espalda, la artritis, la ciática, la parálisis y las neuralgias. El origen de sus enfermedades está en el intestino grueso.

Como hemos comprobado, el origen de una enfermedad puede estar en un lugar diferente al lugar en el que se manifiesta. Esto también sucede con los trastornos mentales. La semilla de una enfermedad puede estar en el subconsciente más profundo en forma de furia, miedo o dependencia. Así, el miedo crea siempre un desequilibrio de *vata;* la ira contenida causa un exceso de *pitta;* mientras que la envidia, la dependencia y la avaricia agravan *kapha*. Los desarreglos de estos tres humores afectan al sistema inmunológico del cuerpo, llamado *agni*, que se debilita y permite el ataque de la enfermedad.

Thérèse Bernard

Agni: el poderoso sistema inmunológico

Agni es el sistema que gobierna el metabolismo del cuerpo humano. Su función es equiparable a la de *pitta*, con la diferencia de que *pitta* es el recipiente y *agni* está contenida en él. La naturaleza de *agni* es ácida, se encarga de triturar el alimento y estimular la digestión. También se ocupa de destruir los microorganismos patógenos que se hallan en el estómago, con el fin de proteger la flora intestinal y que no resulte dañada.

Otro de los aspectos que dependen de *agni* es la inteligencia, el entendimiento, la percepción y la comprensión. Todo aquello que tiene relación con el conocimiento humano.

Cuando *agni* no funciona correctamente el metabolismo queda afectado profundamente, debilitándose el sistema inmunológico. Al no procesarse los alimentos adecuadamente, los intestinos quedan bloqueados, y muchos capilares y venas dejan de funcionar correctamente. Las toxinas no se destruyen, por lo que entran en contacto con el sistema circulatorio, que las transporta por todo el organismo. El resultado de todo ello es la manifestación de la enfermedad en algunos de los órganos principales.

Hay tres grupos principales de *agni*, y cada uno de ellos desempeña una labor específica:

❖ *Jathragni* se localiza en el estómago y el duodeno. Controla la digestión y la asimilación y se encarga de separar los alimentos que son útiles para el cuerpo (*prasada*) de los residuos (*o mala*). Es el *agni* principal, y todos los demás dependen de él.

❖ *Dhatvagni* es el *agni* que extrae la esencia de los alimentos ingeridos.

❖ *Bhutagni* está en relación con los cinco elementos fundamentales, asimilándolos y transformándolos. Se ocupa de sintetizar las proteínas para que el cuerpo pueda aprovecharlas.

Causas emocionales de la enfermedad

Las toxinas también pueden aparecer por causas emocionales. Vamos a ver algunos ejemplos.

❖ La ira que se reprime afecta a la vesícula biliar, a la inflamación del intestino delgado y a las mucosas del estómago e intestino grueso.

❖ El miedo y la ansiedad altera la flora intestinal.

❖ Las emociones reprimidas como el odio o la ira incrementan la hipersensibilidad a los alimentos y hacen aflorar alergias alimenticias.

❖ Al reprimir la avaricia o la dependencia pueden aparecer reacciones alérgicas a alimentos tipo *kapha*.

Esto significa que debemos ser conscientes de cada una de las tareas cotidianas que realizamos. Cada faceta de nuestra existencia es importante y por ello debemos ser muy conscientes de nuestras actividades. El ayurveda nos enseña a ser nosotros mismos, a sentirnos implicados en nuestras acciones físicas pero también mentales. Un acto tan rutinario como la comida debe estar presidido por el acto consciente de concentrarse en la ingestión del alimento, en su digestión y en absorción de los nutrientes. Ninguna acción cotidiana, como el levantarse por la mañana, ir al baño, higiene corporal, etc., debería realizarse mecánicamente, sino siempre de una manera pensada y asimilada mentalmente.

Thérèse Bernard

Otros aspectos esenciales del ayurveda

Hay otros aspectos que resultan fundamentales a la hora de entender la medicina ayurvédica. Todos ellos sirven para entender un poco más esta ciencia milenaria que tiene como objetivo conservar la salud y proteger a la persona de la enfermedad.

Los dhatus

En ayurveda se dice que existen siete *dhatus* o tejidos. Sus componentes van de los más densos a los más sutiles. Su función es estimular el crecimiento del cuerpo, darle estructura y nutrirlo.

Los siete *dhatus*

- *Rasa*: plasma nutriente.
- *Rakhta*: sangre.
- *Mamsa*: tejido muscular.
- *Meda*: tejido adiposo.
- *Asthi*: tejido óseo.
- *Majja*: tejido medular.
- *Shukra*: sustancia vital, semen y ovarios, *ojas*.

Dhatus significa literalmente «sostén, mantenimiento» y se traduce como «aquello que construye». Los *dhatus* son los responsables de toda la estructura fisiológica del cuerpo. Se ocupan de las funciones de los distintos órganos, sistemas y zonas vitales del cuerpo.

La formación de los *dhatus* depende de la digestión. Gracias a ella tomamos la energía necesaria para que estos funcionen correctamente.

Rasa dhatu es la esencia de la alimentación. Todo lo que comemos se escinde en dos componentes: la esencia de los nutrientes que nuestro cuerpo absorbe y que se designa como *rasa* y los productos de desecho, llamados *mala*, que se eliminan en forma de sudor, heces, orina, secreciones de los oídos, etc.

Tras la absorción de los nutrientes, *rasa dhatu* circula a través de diferentes canales con ayuda del *vata* por todo el cuerpo. El *rasa dhatu* proporciona nutrientes a otros *dhatus*.

Rakta dhatu es la sangre y la circulación y también alimenta a los tejidos. Es quien le confiere color y brillo al cuerpo. El corazón hace circular la sangre para el *rakta dhatu* a través de determinados canales.

Mamsa dhatu es el responsable de la formación de la musculatura, proporcionándole su estructura y apoyando al *meda dhatu*.

Meda dhatu o tejidos grasos constituye una especie de relleno para el cuerpo, protege al *mamsa dhatu* y al *asthi dhatu*. Tiene la particularidad de que si se halla en exceso causa obesidad y por defecto provoca debilidad.

Asthi dhatu, a diferencia de los restantes *dhatus*, es permanente y no se renueva. Da al cuerpo estructura y apoya al *mamsa* y al *meda*.

Majja dhatu es la médula ósea, producida por el *asthi dhatu*: su función es engrasar el cuerpo y nutrir al *sukra dhatu*.

Sukra dhatu es blanco, viscoso y líquido. Sus principales funciones son proporcionar disfrute sensorial, afecto y embarazo.

La transformación de un *dhatu* a otro se produce a gracias a tres acciones:

❖ Irrigación: los nutrientes son transportados a los siete *dhatus* a través de los vasos sanguíneos.

❖ Selectividad: en la que cada *dhatu* extrae los nutrientes necesarios para poder realizar sus funciones.

❖ Transformación: en la que de forma gradual las sustancias nutritivas pasan por cada *dhatu,* produciendo el alimento para la formación del siguiente *dhatu.*

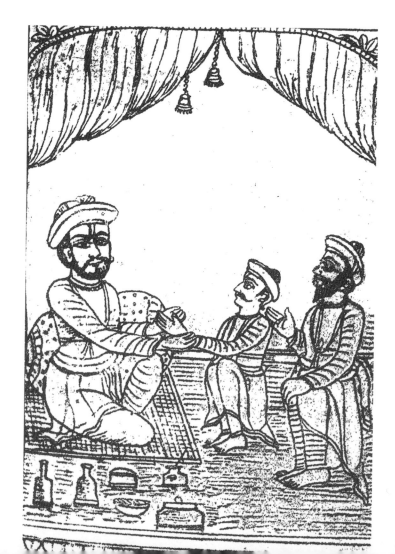

Los malas

Los desequilibrios en ciertos sistemas del cuerpo, como el excretor, también pueden causar enfermedades. El organismo produce tres tipos de materiales de desecho o malas: las heces, la orina y el sudor. Las primeras son sólidas mientras que orina y sudor son excreciones líquidas. Las heces van al recto para ser evacuadas, la orina va a los riñones para ser filtrada y almacenada en la vejiga y luego desechada. El sudor se elimina por los poros de la piel.

Los *malas* son imprescindibles para el diagnóstico ayurvédico, ya que proporcionan información muy valiosa sobre nuestro estado humoral o sobre las distintas funciones del cuerpo humano.

En todos los casos debe imperar un cierto equilibrio entre lo que el cuerpo absorbe y lo que elimina, de manera que los *dhatus* puedan mantener también ese equilibrio. Si se produce demasiada absorción pero no la suficiente excreción significa que no todas las toxinas son depuradas, por lo que puede formarse una cierta obesidad y con ella las enfermedades. En cambio, si se produce mucha excreción pero no la suficiente absorción significa que los *dhatus* no reciben la nutrición necesaria y ello conduce a la debilidad.

El sistema urinario es el responsable de eliminar agua, sales y otros productos de deshecho del cuerpo humano. Un correcto funcionamiento depende de la cantidad de líquidos ingeridos, de la dieta, la temperatura ambiental y la condición física de la persona. Cuando el cuerpo retiene líquidos, los productos de deshecho se acumulan en los tejidos. Por ello es importante una producción regular de orina de cara a mantener una presión y un volumen sanguíneo adecuado.

De la misma manera, el sudor, que procede del tejido adiposo, es importante para regular la temperatura del cuerpo. El sudor mantiene la piel suave, ayuda al buen funcionamiento de los poros de la piel y le confiere a esta su elasticidad y tono necesarios. Cuando el sudor es excesivo pueden aparecer hongos en la piel y que esta cree una resistencia natural, tornándose áspera, rugosa o escamosa.

Y lo mismo ocurre con la transpiración. Cuando esta es excesiva, se reduce la temperatura del cuerpo y entonces tiende a la deshidratación. A muchas personas que les sucede esto tienen siempre la molesta sensación de tener frío en las manos y los pies.

Ojas: la esencia vital

Ojas son las esencias de los *dhatus*. Es el vigor o la fuerza que impulsa al ser humano. Es la conciencia en su forma biológica: el poder que unifica materia e inteligencia.

Las *ojas* previenen la degradación y la degeneración del cuerpo y le protegen contra la enfermedad. Su efecto interior es la sensación de paz, felicidad serena e inmunidad frente a las agresiones externas.

El cuerpo humano nace con una adecuada carga de *ojas* en el organismo que, a medida que pasan los años, se van perdiendo progresivamente. Pero una adecuada dieta y una vida plácida, sin desequilibrios importantes, pueden aumentar notablemente la carga de *ojas* en el organismo. Esta sustancia se aloja en zona de corazón y se esparce a través de los canales sutiles.

Los 24 *tattwas*

La medicina ayurvédica cree en 24 *tattwas* o principios cósmicos que componen la realidad, estos son:

1. *Prakriti*: naturaleza primaria o primordial.
2. *Majat*: inteligencia cósmica.
3. *Ajankara:* ego.
4. *Manas:* mente.

Cinco objetos (*pañcha tan-matra*):

5. Oído
6. Tacto
7. Vista
8. Gusto
9. Olfato

Cinco órganos receptivos de conocimiento (*pañcha gñana-indríia*):

10. Oídos
11. Piel
12. Ojos
13. Lengua
14. Nariz.

Cinco órganos de acción (*pañcha karma-indríia*):

15. Boca
16. Manos

17. Pies

18. Pene

19. Ano

Cinco grandes elementos (*pañcha maja-bhuta*):

20. Tierra

21. Agua

22. Fuego

23. Aire

24. Éter.

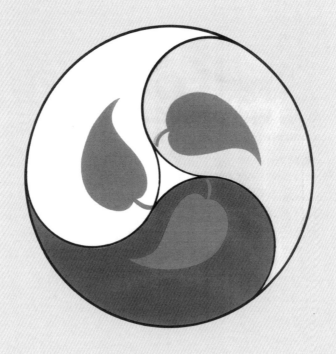

Un modo de vida ayurvédico

El principio fundamental del ayurveda es la prevención de la enfermedad. Para ello es necesario crear una serie de rutinas diarias saludables. Un practicante de ayurveda suele dividir el día en diversos estadios:

- ❖ 6 horas para dormir.
- ❖ 6 horas para trabajar.
- ❖ 6 horas para asuntos personales y sociales.
- ❖ 6 horas para el crecimiento espiritual.

Es muy importante respetar los ritmos biológicos del organismo, respetando los ritmos circadianos respecto a las horas en que conviene dormir, las horas que corresponden a la alimentación y las horas que es necesario ahorrar energía. El ayurveda muestra el camino para adquirir ese conocimiento para conseguir el bienestar físico, mental y espiritual.

La conciencia somática, además, supone ejercitar las diversas actividades corporales con una participación mental. Ello conduce a una mayor comunicación entre el cuerpo y el espíritu y por tanto a una mayor conciencia y percepción del yo.

Y es que nada sucede sin ningún motivo y todo tiene su causa.

Una correcta distribución del tiempo diario hará que la vida sea más llevadera. El hombre suele fijarse cuatro grandes metas en su vida:

Thérèse Bernard

❖ *artha*, la riqueza.

❖ *kama*, la satisfacción de los deseos.

❖ *dharma*, obrar rectamente.

❖ *moksha* o la liberación después de la muerte.

El ayurveda enseña que la limitación de los deseos allana el camino de la salvación, que no es otra cosa que la esclavitud a que nos somete la mente cuando se deja llevar por los sentidos en lugar de hacerlo por los valores espirituales o humanos.

Los cuatro brazos de la diosa Lakshmi

La diosa Lakshmi se representa en una forma femenina con cuatro brazos y cuatro manos. Lleva ropa de color rojo con forro dorado y está de pie sobre un loto. Las cuatro manos representan los cuatro extremos de la vida humana: *dharma* (rectitud), *kama* (deseos genuinos), *artha* (riqueza) y *moksha* (la liberación del nacimiento y muerte). Las manos delanteras representan la actividad en el mundo físico y las manos atrás indican las actividades espirituales que llevan a la perfección espiritual. Desde el lado derecho del cuerpo simboliza la actividad, una flor de loto en la mano derecha trasera transmite la idea de que uno debe realizar todas las funciones en el mundo de acuerdo con el dharma.

Esto lleva a moksha (liberación), que está simbolizado por un loto en la mano trasera izquierda de Lakshmi.

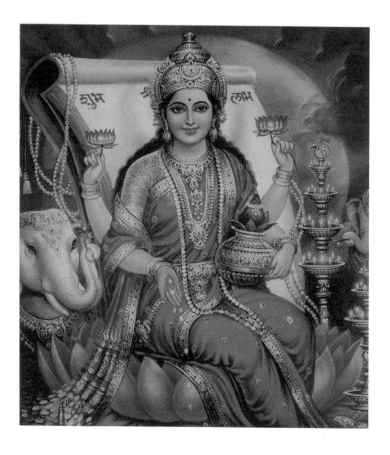

Rutina diaria básica

- ❖ Despertar temprano, en lo posible antes del amanecer.
- ❖ Lavarse los dientes y la lengua.
- ❖ Hacer ejercicios respiratorios *(pranayama)*
- ❖ Ejercicios de yoga (al menos dos veces a la semana): una rutina diaria sencilla de adquirir es el saludo al sol del yoga (*surya namaskar*).

❖ Beber un vaso de agua en ayunas.

❖ Desayunar cuando sienta hambre, de preferencia antes de las 8 a.m.

❖ Comer en silencio. Conectarse con la conciencia cósmica o con uno mismo y disfrutar de la gracia o suerte del alimento.

❖ Comer lentamente. Mahatma Gandhi enseña en sus escritos a «beber los sólidos, masticar los líquidos».

❖ Higienizar las manos antes y después de comer.

❖ Ayunar una vez a la semana.

❖ Dormir temprano, en lo posible antes de las 10 p.m.

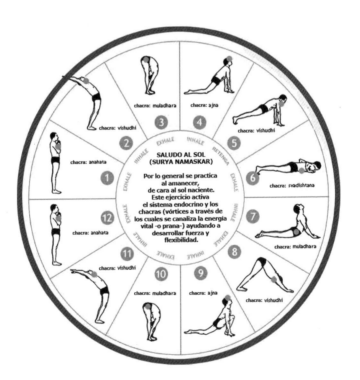

Rutina sobre la digestión y la dieta

❖ Una pizca de sal y de jengibre fresco rayado como aperitivo.

❖ Una pizca de jengibre o comino mezclado con yogur natural facilita la digestión.

❖ Por la noche es bueno beber leche natural antes de acostarse, pues nutre y seda, facilitando el sueño. La cena debe ser frugal. El adagio «almuerza como rey, cena como mendigo» es muy válido en ayurveda.

❖ Se debe consumir agua de acuerdo a la sed. Un exceso de agua puede fijar grasas y llevar a la obesidad.

❖ Las bebidas heladas son perjudiciales. Las bebidas con cola paralizan las papilas gustativas, lo que impide al organismo recibir información acerca de la cantidad de agua y azúcar que debe recibir el organismo. Producen un estado de deshidratación que incita a beber más bebida helada, generando desequilibrio digestivo. Además apagan el fuego digestivo (*agni*).

❖ En toda comida deben estar presente los seis sabores, cualquiera que sea la *dosha* de la persona.

❖ Las especias son muy útiles como alimento o remedio, según el caso, pero se usan en pequeñas cantidades.

❖ Quien está acostumbrado a comer sin especias y está equilibrado, puede prescindir de ellas o usarlas en caso de necesidad.

❖ El ayurveda recomienda comidas cocinadas o elaboradas, pero se aceptan otros sistemas.

❖ Se recomienda el vegetarianismo, pero se acepta comer carne. No prejuzgar ni juzgar. Las carnes están bien estudiadas en ayurveda. Hay que analizar la situación individual a la hora de elegir dieta. El ser humano tiene un cuerpo físico preparado tanto para una dieta mixta u omnívora como una dieta vegetariana.

❖ La siesta después de almorzar incrementa *kapha*. Es conveniente caminar después de comer.

❖ Los ayunos son buenos, especialmente un ayuno semanal, principalmente líquido, pues hay que tener cuidado de no deshidratarse. No se aconsejan los ayunos prolongados. El ayuno semanal es la mejor prevención par evitar la acumulación de toxinas.

Sobre la higiene física

❖ No reprimir las necesidades naturales del cuerpo: defecacion, micción, bostezo, expulsión de flema, flatos, suspiros y eructos.

❖ No reprimir emociones, de manera análoga.

❖ Se recomienda el baño diario.

❖ La aplicación de aceite en el cuero cabelludo relaja y facilita el sueño.

❖ Evitar dormir boca abajo. Si esta posición es necesaria para el sujeto, debe consultar al médico, pues puede haber un desequilibrio.

❖ Debe cuidarse la vista. No leer en la cama. Hacer ejercicios para cuidar la visión. El aliento y el sudor de olores desagradables son índices de acumulación de toxinas y deben corregirse de inmediato.

❖ No es conveniente el uso de desodorantes, pues tapan los poros de la piel e impiden la salida de toxinas. Por razones sociales, se deben perfumes o esencias adecuados al *dosha*.

El aspecto general de una persona es un signo diagnóstico muy importante. Por eso es importante hacer una revisión del aspecto general del cuerpo cada mañana.

Hay días que uno tiene un aspecto brillante, sano y alegre; otros días se puede apreciar el rostro y los ojos ligeramente inflamados, con ojeras y la mirada mate.

Es importante aprender a relacionar el aspecto con los factores responsables para poder eliminar las causas de una expresión enfermiza y cansada. Una cena abundante puede ser la responsable de una falta de sueño o de unos molestos trastornos digestivos. También el abuso de alcohol o el tabaco pueden inducir efectos negativos sobre el aspecto que tengamos.

El control diario de la salud significa estar atentos a los cambios mínimos pero subjetivos ante una posible enfermedad. Y la prevención no deja de ser la base de la medicina ayurvédica. No hay que olvidar que en un estado muy primitivo de la enfermedad es más fácil su curación y el restablecimiento del equilibrio humoral del cuerpo, que no solo previene las enfermedades sino que además nos da fuerza y vigor internos para defendernos de los ataques procedentes del exterior.

Un diagnóstico sensible y una rutina armónica pueden dotarnos de un modo de vida ayurvédico en el que todo está interrelacionado e interconectado y sometido a un proceso de movimiento rítmico. Al acompasar ese ritmo se evitan las disonancias y el cuerpo se integra en un entorno cósmico en el que el yo físico y mental se mantienen en equilibrio entre ellos y con su entorno.

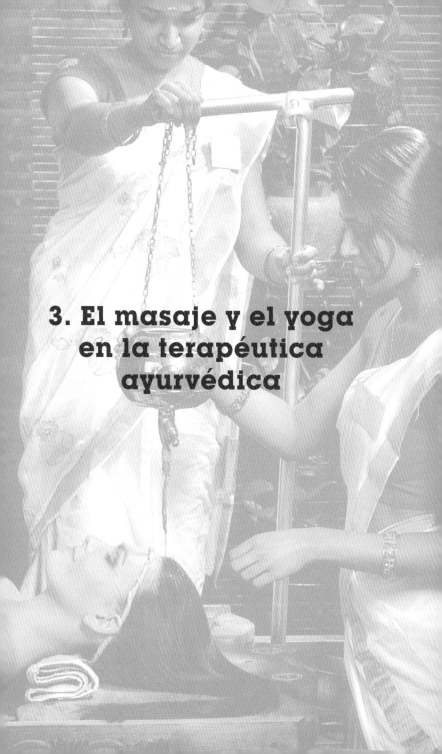

3. El masaje y el yoga en la terapéutica ayurvédica

La relajación ayurvédica abarca la toma de conciencia de aspectos corporales de difícil percepción y de las tensiones internas que accionamos en nuestros sueños. El ayurveda, no hay que olvidarlo, es un sistema global (holístico) y abarca no solo la medicina con todos sus aspectos básicos importantes sino también es un sistema especial de diagnóstico y tratamiento. Quien trabaja con ayurveda se preocupa de la enfermedad y de los distintos aspectos de su génesis.

El restablecimiento de la salud o la prevención de la enfermedad pueden hacerse mediante la ingesta de hierbas medicinales o de alimentos sanos e indicados para cada tipología humana, pero también puede llegarse a ella gracias a las terapias de movimiento y los masajes.

El masaje revitaliza los órganos corporales y retrasa el envejecimiento, además de ser un importante tratamiento en todo tipo de enfermedades físicas y psíquicas.

El masaje ayurvédico

Sus beneficios son múltiples, tanto para el cuerpo como para la mente. Recibir un masaje ayuda a eliminar toxinas mejorando la circulación sanguínea y linfática, actúa sobre la musculatura y las articulaciones, y reduce el estrés físico y mental.

Tras una sesión de masaje se tiene una sensación de relajación profunda que aleja de nosotros la sensación de cansancio mental. Los masajes abren los canales del cuerpo posibilitando un flujo sin obstáculos de energía y proporcionando una nueva energía vital. Es condición indispensable que la persona que se somete a un masaje se halle totalmente relajada, adopte una postura cómoda y adecuada al masaje que va a recibir y todas las parte de su cuerpo se hallen distendidas, no agarrotadas.

Hay distintos tipos de masaje, pero en ayurveda pueden resumirse en cinco:

❖ presión y masaje

❖ masaje con presión de pies

❖ masaje con aceite

❖ masaje en la cabeza

❖ masaje curativo

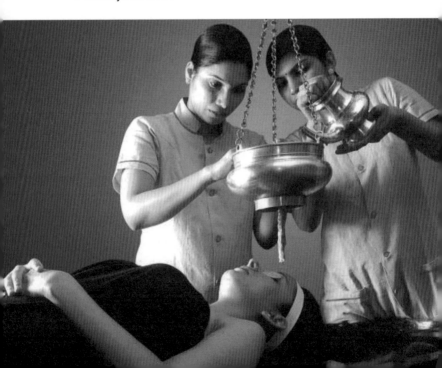

Beneficios del masaje

El masaje ayurvédico proporciona innumerables beneficios, pero de manera generalizada se pueden resumir en los siguientes:

- Normaliza la presión sanguínea.
- Reduce la producción de adrenalina.
- Ayuda a disminuir la respiración acelerada.
- Reduce el dolor aliviando la inflamación de los músculos.
- Aumenta la circulación que, a su vez, ayuda a distribuir los nutrientes por todos los órganos y la piel para su curación.
- Aumenta el flujo de fluidos por el cuerpo y elimina toxinas.

Presión y masaje

Se trata de un tipo de masaje en el que hay que ejercer presión con ambas manos, moviéndolas por todo el cuerpo de manera que pueda llegar a cualquier rincón. La presión debe ejercerse de manera uniforme con firmeza.

El masaje se inicia por los pies, presionando sobre cada dedo, tomando primero las articulaciones y siguiendo desde las partes intermedias hasta la punta. Luego, tomar cada uno de los dedos y estirarlos. Frotar en dirección al tobillo y continuar luego piernas arriba, haciendo especial énfasis en las articulaciones, sin duda los lugares más castigados del cuerpo humano ya que soportan el peso de la persona.

Continuar por la zona del vientre y el pecho, presionando ahora con mucha mayor suavidad y haciendo movimientos circulares con ambas manos. Ejercer una ligera presión sobre las costillas y las caderas.

Trasladar el masaje a la zona de manos y brazos. Apretar las articulaciones de los dedos y tirar de cada uno de ellos. Luego cerrar la mano de la persona que recibe el masaje y ejercer una cierta presión sobre esa mano.

Es habitual encontrar zonas doloridas en este recorrido por el cuerpo humano, en especial en la zona de las articulaciones. Deben tratarse estos lugares con sumo cuidado, aplicando si es necesario un aceite calmante. Estos «nudos» suelen ser acumulación de *kapha*.

El masaje continúa hacia la zona del cuello, hombros y orejas. El masajista debe apretar ligeramente los lóbulos de las orejas, dirigiendo el masaje hacia la zona de la frente sin olvidar las sienes, un espacio de preferente interés para la relajación mental.

Con la persona tendida boca abajo, el masaje se inicia en la zona de la nuca y continúa en la musculatura de la espalda y de los hombros. La presión se ejerce sobre la zona muscular, no sobre la columna vertebral. En esta parte fundamental de la estructura ósea se pueden realizar pequeños movimientos circulares sobre cada una de las vértebras con el fin de revitalizarlas.

El masaje prosigue por la zona baja de la espalda, las piernas y los pies. Tras el masaje, la persona debe reposar unos minutos antes de proseguir con una ducha.

En ocasiones, el masajista utiliza su propio peso corporal para ejercer presión sobre el cuerpo que se somete al masaje. En otros casos, un masajista experimentado en la terapéutica ayurveda puede emplear la pantorrilla y el muslo para ejercer una presión mayor.

Masaje con presión de pies

Se trata de un masaje que produce una presión muy agradable ya que desbloquea las contracturas musculares. El masajista se pone de pie sobre la persona que recibe el masaje, apoyándose en unas barras laterales para no perder el equilibrio.

El masaje se realiza realizando movimientos circulares con la parte anterior de la planta, nunca de manera puntual ya que podría causar algún daño.

La finalidad de este tratamiento es revitalizar las distintas partes del cuerpo de un modo sensible. La persona que se somete al tratamiento debe adoptar una postura boca abajo mientras el masajista presiona con sus pies sobre la espalda, los glúteos y las pantorrillas.

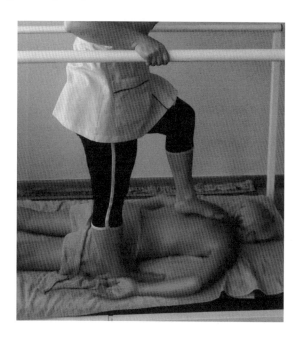

Thérèse Bernard

Masaje con aceite

El aceite más empleado en el masaje ayurvédico es el aceite de sésamo. Su aplicación sensibiliza el tacto e intensifica la purificación, aliviando y expulsando los *doshas* alterados.

El ayurveda considera el aceite aplicado sobre la piel como un alimento, pues se absorbe a través de la epidermis y pasa al sistema circulatorio sanguíneo circulando por todo el cuerpo.

Los aceites base que se emplean en ayurveda son el de sésamo, de oliva, de ghee o también de girasol.

Tradicionalmente se emplea:

❖ Aceite de sésamo: para *vata* o alteraciones tipo *vata*. Proporciona fuerza, elasticidad, calor y firmeza a la piel. Es el aceite base para medicar.

❖ Aceite de coco: para *pitta* o alteraciones tipo *pitta*. Aumenta el crecimiento del pelo y la complexión de la piel. Es un buen cicatrizante y óptimo para problemas de la piel.

❖ Aceite de mostaza: para *kapha* o alteraciones tipo *kapha*. Es penetrante y da calor. Es muy bueno para el dolor articular, reduce la grasa y fortalece el cuerpo.

❖ Pero hoy en día existen otros tipos de aceites de gran calidad como el de almendra, el de oliva o el de ghee que proporcionan buenas y saludables alternativas dependiendo de la dosha predominante en cada uno:

❖ *Vata:* Ashwaganda, Albaca, Jengibre, Regaliz, Tomillo.

❖ *Pitta:* Neem, Regaliz, Bardana, Hierbabuena, Cardomomo, Hibisco.

❖ *Kapha:* Neem, Salvia, Romero, Triphala, Hibisco.

❖ A partir de estos aceites, se ha popularizado especialmente en la India una gran tradición de preparación de mezclas para tratar las más diversas enfermedades:

❖ Aceite Dhanvantram: especialmente bueno para las enfermedades de *vata* crónicas.

❖ Aceite Pinda: Se usa en especial para las enfermedades reumáticas agudas cuando se necesita un aceite refrescante.

❖ Aceites Ganda: se aplica en fracturas, esguinces y torceduras para ayudar que se sanen rápidamente.

❖ Aceite Bhala: se usa para la fertilidad, para aliviar el agotamiento, especialmente después del parto y para otras afecciones *vata*.

❖ Aceites Anu: son usados para la práctica del *nasya,* contienen agua y leche de cabra.

❖ Aceite Narayana: para dolencias de *vata* y para la fertilidad.

❖ Aceite Vishagarbha: se aplica en las articulaciones obstruidas por *ama* para ayudar a deshacer la obstrucción.

❖ Triphala ghee: para enfermedades de los ojos, especialmente la conjuntivitis.

❖ Brahmi ghee: para enfermedades mentales y para estimular la inteligencia.

❖ Mahatiktaka ghee: es una combinación de hierbas amargas que se usa para enfermedades de la piel.

Someternos a una sesión de masaje ayurvédico es una mágica oportunidad para desconectar nuestra mente durante un rato, permitiendo al cerebro renovarse y vaciarse de antiguos pensamientos. Esto puede servirnos para tomar nuevas y re-

Thérèse Bernard

novadas decisiones sobre algún aspecto de nuestra vida o tener nuevos puntos de vista respecto a alguna cuestión que nos atañe.

En el masaje ayurvédico, tanto el masajista como la persona que recibe el masaje, deben hallarse en sintonía. El primero debe transmitir optimismo y alegría, ser una persona serena y que transmita confianza. Mientras tanto, el receptor debe predisponerse a recibir esa positividad y a eliminar esas tensiones corporales y mentales que le atenazan.

Este tipo de masaje debe iniciarse en la parte central del cuerpo, entre el vientre y el pecho, en el llamado plexo solar. Es el lugar de donde procede el fuego corporal y desde aquí se distribuye la energía hacia el sistema. Si se frota correctamente esta zona y se la relaja, el resto del cuerpo también se relajará automáticamente.

Con la persona tumbada boca arriba, el masajista distribuye el aceite seleccionado en la zona del plexo solar, haciendo movimientos circulares y llegando hasta la zona del vientre. El aceite facilitará el movimiento de los dedos y penetrará en la piel, fortaleciéndola. Si la presión ejercida provoca algún tipo de dolor o molestia puede ser indicativo de algún tipo de lesión, por lo que es conveniente dejar de inmediato el masaje, tratar de establecer un diagnóstico y aplicar las medidas correspondientes.

Masajear el pecho y los hombros, descendiendo lentamente por ambos brazos y atendiendo de manera especial las muñecas y las articulaciones. Pasar luego a los pies, dedicando una amplia atención a los dedos y al espacio que hay entre ellos. El tobillo debe recibir el masaje en todas direcciones. En cambio las piernas reciben el masaje en dirección a los huesos, esto es, de abajo a arriba. Las rodillas deben masajearse en el sentido de las agujas del reloj y en sentido contrario, de manera que puedan ganar fuerza muscular.

Con la persona boca abajo, el masaje se inicia en la zona lumbar, frotando las caderas y el resto de la espalda. El masaje debe llegar hasta los mismos hombros y finalizando en la nuca.

La columna debe recibir esta acción de manera longitudinal, de arriba abajo. En la columna discurren tres canales de energía principales: el que transcurre a lo largo de la médula espinal y representa el *sattva*. Los otros dos canales, denominados *tamas* y *rajas*, circulan a izquierda y derecha del principal. El masaje ayurvédico en esta zona tiene un especial interés debido a la presencia de estos tres canales. Debe iniciarse de abajo hasta arriba, en movimientos circulares en ambas direcciones.

Tras el masaje con aceites, la persona debe descansar unos minutos y proceder luego a tomar un baño caliente.

Es importante que durante el masaje la persona que lo recibe pueda concentrarse en su respiración, tratando de hacerla más calmada. Buscar las tensiones del cuerpo, desde los pies a la coronilla, y abandonarse poco a poco, notando cómo los músculos se relajan. Ser conscientes de nuestros pensamientos y dirigirlos a la respiración.

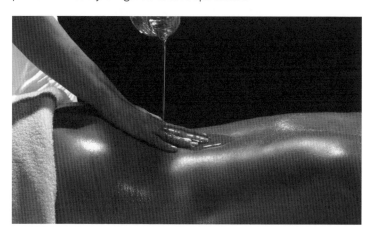

Tipos de aceite de masaje

Los diversos tipos de aceite para masaje se utilizan siempre teniendo en cuenta el *dosha* de la persona. Los aceites prensados en frío, obtenidos de semillas y vegetales cultivadas orgánicamente, son los mejores. Los aceites minerales y otros sustitutos para los aceites naturales son perjudiciales para las funciones metabólicas del cuerpo ya que forman una capa o revestimiento sobre la piel y las células no son capaces de respirar libremente.

- Aceite de mostaza: Es un aceite de masaje muy popular en la India. El aceite de mostaza es grasiento, amargo, picante, ligero y proporciona calor. Acaba con las enfermedades causadas por *vata* y *kapha*; aumenta *pitta* y el calor corporal. Antiparasitario y fungicida, alivia el dolor y cura la inflamación y las heridas de todo tipo. Es también desinfectante y si se aplica inmediatamente en un corte, detiene la hemorragia. Al frotarlo sobre la piel se absorbe rápidamente y relaja los músculos, los ligamentos y los nervios. Devuelve la flexibilidad a los músculos después de una bronquitis o de un proceso febril, desinfecta la sangre y abre los poros.

- Aceite de sésamo: El aceite de sésamo es el favorito de los médicos ayurvédicos, quienes los emplean como base para aceites medicinales. Este aceite es untuoso, pesado, dulce, amargo, astringente y generador de calor. Elimina las enfermedades y desórdenes causados por *vata* e incrementa *pitta*. El aceite hecho a base de semillas negras de sésamo cura las inflamaciones, elimina el dolor y la rigidez muscular, vigoriza la piel y previene el envejecimiento prematuro. Usado regularmente, modela la forma de los pechos. Absorbe más *prana* que los demás aceites vegetales. Por ser neutral no irrita la piel como puede ocurrir con el aceite de mostaza.

- Aceite de coco: El aceite de coco, base de varios cosméticos y jabones, es también un aceite popular para el masaje. El aceite de coco es dulce, relativamente ligero, untuoso y refrescante. Es adecuado para las personas dominadas por *pitta*. Cura las afecciones de la piel, tales como las erupciones, quemaduras, inflamaciones, sarpullidos, eccemas e infecciones producidas por hongos; se utiliza comúnmente para los cortes y quemaduras debido a sus cualidades antisépticas.

- Aceite de almendras: Es un aceite dulce, untuoso, pesado y adecuado para las personas dominadas por *kapha* porque proporciona calor. Cuando se utiliza para dar masaje, este aceite es excelente para los músculos y ligamentos, cura las quemaduras de la piel, aumenta la vitalidad y cura cualquier tipo de hinchazón y de sequedad.

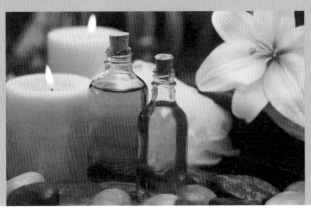

Thérèse Bernard

Masaje en la cabeza

El masaje en la cabeza, también llamado *champi*, estimula la capacidad de la memoria y ayuda a regenerar los tejidos celulares. También alivia los dolores de cabeza, protege de la acumulación de *kapha* en la región cefálica y es muy beneficioso en problemas tales como el enfriamiento crónico, la jaqueca y la sinusitis.

Este masaje lo pueden recibir personas de todas las edades que se hallen en búsqueda de un profundo bienestar y traten de lograr una regeneración del cuerpo y la mente, personas estresadas en búsqueda de quietud interior y de distensión o que necesitan desconectar para encontrar una relajación inmediata.

Consejos a la hora de recibir un masaje

El masaje es una experiencia placentera y, como tal, ayuda a los mecanismos de la mente y el cuerpo a producir endorfinas, que son aliviantes naturales del dolor corporal.

- Recibir el masaje al menos tres horas después de consumir una comida, evitando así la fase de la digestión.
- Es preferible no recibir un masaje, salvo consejo del propio médico, durante un tratamiento o administración de medicamentos como: psicofármacos, antidepresivos, fármacos cardiológicos etc.
- Es mejor abstenerse de recibir un masaje en la fase de inflamaciones musculares, estados gripales o febriles, catarro, indigestión, debilidad general, o bien durante la menstruación.

El masaje se inicia en el cuero cabelludo, en el que puede emplearse un aceite de coco, de sésamo o bien de oliva. Empezar en la zona de la frente y llevarlo en dirección a la nuca, tomando la cabeza con ambas manos y frotando al mismo tiempo ambos lados. El masaje debe realizarse con las yemas de los dedos y las palmas de la mano, tirando de los mechones del cabello con suavidad de cara a revitalizar la raíz del pelo y hacerlo más firme.

Masaje curativo

El tacto es uno de los sentidos más placenteros que hay, ya que nos da la posibilidad de relajar los músculos endurecidos y permitir que la vida fluya a través del cuerpo. Una persona que vive con los músculos relajados percibe que todos sus procesos físicos trabajan con más eficiencia, mientras que una persona contracturada tiene una visión más negativa de la vida que tiene como resultado una salud más deteriorada.

El masaje curativo suele ser de gran ayuda en los trastornos psíquicos y en las enfermedades atribuibles a un exceso de *pitta*. El masaje se realiza de forma suave, casi siempre sin aceite. Coloque suavemente las manos sobre la frente de la persona que ha de recibir el masaje y hágalo con la firme determinación de curar o ayudar a la persona para que se acelere su proceso curativo.

❖ Sobre el esqueleto: Suele creerse que el masaje no afecta a los huesos pero esta idea es errónea. Un músculo tenso aumenta la presión sobre el hueso e impide que la circulación llegue a las estructuras óseas de forma adecuada, ya que los capilares y las venas se hallan contraídos. El masaje mejora el transporte de los fluidos, bien sea eliminando toxinas o aportando sangre fresca a los distintos órganos.

❖ Sobre las articulaciones: La rigidez de las articulaciones se debe normalmente a un exceso de trabajo de estas. Al aplicar un masaje sobre estas zonas, se distienden eliminando el dolor.

❖ Sobre los músculos: Es el efecto más notable y más inmediato. Los músculos son los verdaderos amortiguadores de los huesos y las articulaciones. Suelen padecer debido a una actividad física intensa o no habitual. Cuando se inflama, lo hace como parte de un proceso natural para regenerar y regenerar las fibras dañadas. La retención de agua asociada a esta inflamación aumenta la presión de los receptores de dolor del músculo. En ese sentido, el masaje ayuda a disminuir esa retención de líquidos y por tanto contribuye a reducir la inflamación.

❖ Sobre la circulación: El masaje mejora la circulación general del cuerpo humano de manera similar a como haría el ejercicio físico. Al aumentar su volumen, capilares y ganglios funcionan correctamente y los distintos órganos del cuerpo reciben un mayor aporte de oxígeno, lo que redunda en una mayor sensación de bienestar.

❖ Sobre el corazón: Al aumentar el volumen circulatorio, el corazón se ve obligado a trabajar a un ritmo menor. Las células reciben una mayor cantidad de oxígeno, por lo que aumenta el índice metabólico del organismo.

❖ Sobre el sistema linfático: El masaje es fundamental para el sistema circulatorio, ya que, a diferencia del sistema circulatorio, no posee una bomba natural como el corazón que impulse su tránsito por todo el organismo. Una correcta circulación linfática redunda en una reducción de las inflamaciones y una menor retención de líquidos.

❖ Sobre el sistema nervioso: Un suave masaje templa los nervios y reduce el estrés y la ansiedad.

❖ Sobre la piel: El masaje con aceites nutre la piel y le otorga brillo, ya que se eliminan las toxinas y circula mejor la sangre por los capilares epidérmicos. La piel se vuelve más elástica también.

❖ Sobre la mente: Una persona alejada de sus preocupaciones diarias puede pensar con más claridad y tomar decisiones de una manera más acertada. Además, ello redunda en un descanso más placentero y en un sueño reparador. Las personas que realizan ejercicios de meditación a diario tienen una mayor capacidad para centrarse en la resolución de problemas en sus actividades cotidianas.

La relación entre el yoga y el ayurveda

La meta del yoga es alcanzar la inmortalidad. Esta libertad puede conseguirse mediante la unión suprema del «yo» con el alma universal, lo que significa que el individuo se sustrae al ciclo de la vida y la muerte y se convierte en inmutable e indestructible. Pero el camino hasta alcanzar esta meta suprema es largo y difícil. Requiere el máximo esfuerzo individual y lograr el control sobre la mente y los sentidos.

El desarrollo espiritual no es posible sin un cuerpo sano y una razón clara. Cuando se enferma, la mente se vincula a los problemas del yo psíquico y no es posible penetrar en los niveles superiores de la conciencia.

El yoga enseña un desarrollo armónico del cuerpo y el espíritu en relación con el cosmos. El cuerpo, junto a los sentidos y la razón, es la causa de nuestro vínculo con el mundo. La libertad, entonces, sólo puede alcanzarse cuando se controlan los sentidos a través de la fuerza de la razón.

Muchas personas utilizan el yoga como meras herramientas para mantener en forma su cuerpo. Pero las posturas del yoga, llamadas asanas, son una parte de un viaje espiritual mucho mayor. Es evidente que los beneficios de una mente sosegada y tranquila son irrefutables. Pero también parece claro que una mente en paz es profundamente consciente de su naturaleza espiritual. En ayurveda, toda enfermedad es el resultado final de una cierta desconexión con nuestra naturaleza espiritual. Ayurveda y yoga se esfuerzan por ayudar a las personas a volver a conectar con su verdadera naturaleza a través de la experiencia directa.

Dos caras de la misma moneda

El ayurveda utiliza toda la serie de las prácticas del yoga para mantener en equilibrio el cuerpo, al espíritu y al yo, y de este modo establecer su armonía con el cosmos. Ambas prácticas tienen una visión holística de la vida y ninguno de los dos se ocupa exclusivamente del bienestar del cuerpo en sentido restringido, sino que engloban toda nuestra existencia, perso-nalidad y visión del mundo.

Tanto el yoga como la terapia ayurvédica incorporan la meditación y las técnicas de respiración en sus prácticas. La meditación se emplea tanto para la curación como para la conciencia espiritual, ya que despeja la mente, relaja el cuerpo y lo prepara para la curación y la conciencia espiritual.

La curación por medio del yoga o del ayurveda surge al conseguir la transformación de la conciencia en pos de una situación armónica con la naturaleza. Tanto una como otra disciplina permiten el crecimiento personal y espiritual. Gracias a ellas, se consigue dominar el estrés, disipar las emociones dañinas y experimentar de nuevo alegría y paz en nuestras vidas.

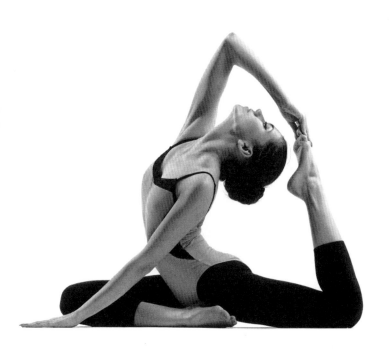

Asanas y ejercicios para cada *dosha*

En el momento de diseñar una práctica de yoga, cada persona debe escoger aquellas asanas que estén en consonancia con su naturaleza *dosha*:

❖ Las asanas más adecuadas para una persona *vata* son aquellas que tienden a restablecer de nuevo la conexión con la tierra. Son asanas que ayudan a calmar el miedo, la preocupación y la ansiedad y mejoran los desequilibrios tales como el estreñimiento, el dolor bajo de la espalda y los dolores articulares. Son asanas que comprimen la parte baja del abdomen y fortalecen la espalda. Las personas de naturaleza *vata* deben evitar asanas que estimulen excesivamente el sistema nervioso y aquellas otras que ejerzan una presión excesiva sobre las articulaciones más sensibles.

Asanas para *vata*

Las asanas más convenientes para *vata* son:

Surya namaskar, bhujanghasana (cobra), vajrasana (postura del rayo), halasana (arado), shirsasana (postura sobre la cabeza), sarvangasana (vela), sethu bandha sarvngasana (puente), savasana (postura de relajación) y nadi shodani pranayam (respiración alterna por ambas fosas nasales, equilibrando los opuestos y calmando el sistema nervioso alterado de vata).

❖ Las asanas para *pitta* son aquellas que son de naturaleza calmada y no calientan excesivamente, ya que las personas *pitta* tienden a ser personas intensas. Los ejercicios que promueven la tranquilidad ayudan a sedar su intensidad y a superar su ira y resentimiento. Sirven para combatir úlceras, hiperacidez, enfermedades hepáticas y el acné. Las asanas que se practican ejercen presión sobre la región del ombligo y el plexo solar.

Asanas para *pitta*

Las asanas enfocadas a equilibrar y abrir el corazón competitivo y fogoso de *pitta* son:

Surya namaskar, sarvangasana, dhanurasana (arco), matsyasana (pez), karnapidasana (rodillas en las orejas), bhujanghasana, navasana (barco), ardha salabhasana (media langosta), salabhasana (langosta), savasana y shitali pranayam (respiración para enfriar el cuerpo; con este pranayama o respiración, podemos controlar el fuego y calor excesivo de *pitta*).

❖ Las asanas para *kapha* son aquellas que estimulan y calientan el cuerpo, ya que ayudan a equilibrar su naturaleza pesada, lenta y fría. Las mejores asanas para kapha son aquellas que abren el pecho y el estómago, ya que en estos lugares son los que se acumula *kapha.* Se trata de ejercicios, en su mayoría, que resultan excelentes para prevenir bronquitis, neumonías y otras enfermedades pulmonares.

Thérèse Bernard

Asanas para *kapha*

Las asanas enfocadas a estimular y activar el sistema digestivo lento de kapha son:

Surya namaskar, shirsasana, vajrasana, ustrasana (camello), sarvangasana, halasana, matsyasana, paschimottanasana (pinza), bhujanghasana, ardha salabhasana, setu bandha sarvangasana, mayurasana (pavo real), savasana y Bhastrika Pranayam (respiración de fuelle; con ella estimulamos el estómago y la digestión lenta y pesada de kapha, al mismo tiempo que los distintos órganos adyacentes).

Las asanas del yoga armonizan el cuerpo y el espíritu y ayudan a la persona a ser consciente de su propio yo. En función del trabajo psicofisiológico que realizan se pueden clasificar de la siguiente manera:

❖ Posturas de flexión de la espina dorsal hacia adelante: Estas posturas, ideales para las personas de tipo *vata* o *pitta,* ejercen masaje sobre la región abdominal, mejorando el funcionamiento de los órganos que allí residen. Estiran vigorosamente todos los músculos posteriores del cuerpo, dotan de flexibilidad a la columna hacia adelante. Sedan el sistema nervioso y pacifican las emociones. Son asanas de recogimiento, estabilizan la acción cardíaca y combaten la pereza intestinal.

❖ Posturas de flexión de la columna hacia atrás: Son asanas que funcionan muy bien para *kapha*, no tanto para vata ni para *pitta*. Son energizantes y expansivas. Estiran y revitalizan los músculos de la zona anterior del cuerpo, dotan de flexibilidad a la espina dorsal hacia atrás, inyectando sangre al cerebro. Activan los músculos respiratorios y dotan de elasticidad al tejido pulmonar.

❖ Posturas de flexión lateral: Son asanas que funcionan muy bien para los tres dohas. Efectuadas sobre el lado derecho favorecen al hígado y a la próstata, mientras que sobre el lado izquierdo hacen lo propio sobre el bazo y el páncreas. Combaten la rigidez de la columna, del tendón de la rodilla y de los músculos posteriores de las piernas. Mejoran el funcionamiento de los riñones y fortalecen los nervios de la espalda.

❖ Posturas de acción abdominal: Son las asanas que se recomiendan para personas tipo *kapha* ya que fortalecen y perfeccionan el funcionamiento de los órganos abdominales. Tonifican la región lumbar, riñones y glándulas suprarrenales.

❖ Posturas de inversión: Ideales para *kapha,* ejercen un profundo masaje sobre el cuello y las vértebras cervicales y sobrecargan de sangre la parte alta del cuerpo mejorando las glándulas tiroides. Descansan las piernas, previenen las varices. Despegan los conductos respiratorios y ayudan a combatir catarros.

❖ Posturas de equilibrio: Se trata de posturas aptas para los tres *doshas* si bien se recomiendan en mayor mediad para *vata.* En estas asanas se trata de mantener la postura por un eje o base de sustentación, observando la respiración y mirando un punto fijo a la altura de los ojos o hacia abajo.

❖ Posturas de flexibilidad: Como en el caso anterior, se trata de asanas para los tres *doshas*. Las articulaciones son puertas de paso de la energía y, cuando están

El masaje y el yoga en la terapéutica ayurvédica

Thérèse Bernard

bloqueadas cierran su paso. La capacidad del ángulo articular es la clave del yoga, el músculo es secundario.

❖ Posturas de tonicidad: Son asanas para *kapha.* El tono muscular es la condición previa a la acción. Es buscar resistencia, tonificar en movimientos precisos y económicos, fluidez de movimientos. Todo músculo que se estira libera energía, y todo músculo que acorta carga energía (tono).

❖ Posturas de fuerza: Son asanas para *kapha* y que no son recomendables para *vata* ni para *pitta.* La fuerza es la capacidad del músculo de poder soportar un peso al realizar la acción de palanca. Desarrollan la voluntad, manteniendo posturas fijas por un tiempo determinado.

❖ Posturas de torsión: Aptas para los tres *doshas*, combaten la rigidez de las articulaciones de las piernas, mejoran el riego sanguíneo y perfecciona el aparato digestivo y el sistema circulatorio.

Ejercicios de activación

Todas las actividades que impliquen un movimiento rápido fomentan la parte solar del individuo: en esta categoría entrarían los ejercicios que se realizan de pie y los que precisan de alguna contracción o tipo de fuerza. Activan una posición de la cabeza erguida y una respiración rápida. Cuando la respiración se aprecia más en el lado derecho significa que se adquiere más actividad.

En cambio, los movimientos lentos estimulan la parte lunar del individuo. Son los ejercicios que se realizan sentados o tumbados, con la cabeza mirando hacia abajo y los ojos cerrados. Cuando se aprecia más la respiración en el lado izquierdo significa que se adquiere pasividad.

Serie de ejercicios matinales

Permiten pasar del sueño a la vigilia de una forma sosegada y tranquila. Trate de despertarse por la mañana quince minutos antes de lo que es habitual y realice una serie de estiramientos para abandonar el sueño. Los ejercicios deben realizarse sentados, lentamente y sin que supongan ningún esfuerzo.

Poco a poco vaya aumentando el ritmo de realización, incrementando la contracción de los tendones. Intercambie una serie rápida con otra lenta, e incluso con algunos estiramientos de pie de forma que perciba una sensación de frescura inmediata. Con el tiempo desarrollará una percepción clara entre el sueño y la vigilia. Tumbarse, sentarse, estar de pie y caminar constituyen para los órganos internos actividades diferenciadas que deben intercambiarse de manera fluida, no brusca. El paso brusco del sueño a la vigilia supone a menudo una descarga innecesaria y brusca de energía y lo que se pretende con estos estiramientos matutinos es lograr un estado de calma interior, con un ritmo fluido de la respiración. De esta manera y con el paso del tiempo, logrará fortalecer el sistema circulatorio y el metabolismo.

Respiración meditativa

Sentado o tumbado trate de percibir su respiración y hágase consciente de sus pensamientos. Trate de que ambos estén asentados y equilibrados. Observe las pausas entre la respiración y el intervalo de pensamientos. Cuando haya logrado equilibrar la respiración verá que el flujo de pensamientos se hará más lento y poco a poco entrará en una relajación profunda. Los pensamientos también se sosegarán y conseguirá entrever una percepción más clara de las pausas de respiración y pensamientos.

Tras una honda inspiración se tiene la sensación de una gran plenitud y, tras la espiración consiguiente, una sensación de vacío poderosa. La respiración y los pensamientos parecen desaparecer y el tiempo parece dilatarse subjetivamente.

La sensación de seguridad y optimismo en la inspiración y de relajación y soltura en la espiración refuerzan esta sensación.

Técnica de superposición

Se trata de lograr que haya un cambio fluido entre los pensamientos y la respiración. Trate de observar su respiración con los ojos cerrados durante bastante tiempo. Trate de percibirlos y registrarlos y vuelva su atención a la respiración. De nuevo trate de llevar su mente a los pensamientos y a las imágenes que le son propias. Trate de registrar qué sentimientos se le cruzan en la inspiración y cuáles en la espiración.

Cuando haya comprobado el lugar en el que se encuentra empiece a superponer ambas imágenes, verá cómo los pensamientos relevan a la respiración, las imágenes a los pensamientos, los sonidos exteriores a las imágenes y la respiración a los sonidos.

Vuelva la atención a la respiración para acabar y ponga fin al ejercicio con una breve serie de estiramientos que revitalicen su cuerpo.

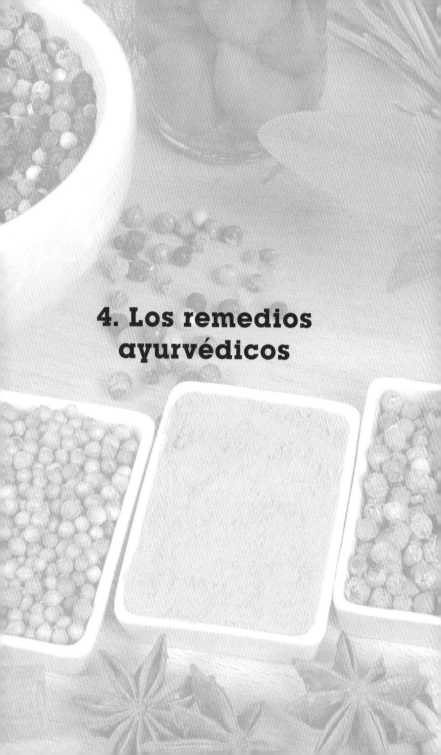

4. Los remedios ayurvédicos

Ayurveda es sinónimo de llevar una vida sana y armónica. Todo eso requiere aprender a desarrollar una conciencia del propio ser, prestar atención a las necesidades del cuerpo y tratar de reconocer una enfermedad antes de que se presente. Sin embargo, y a pesar de todo ello, es posible caer en la enfermedad por causas ajenas y a pesar de haber puesto todo el empeño en vivir de manera saludable: condiciones atmosféricas, genéticas, situaciones laborales no deseadas, periodos de estrés... las defensas pueden verse debilitadas y presentarse de improviso una enfermedad. Entonces, ¿cómo reaccionar?

Es importante aprender cuál es la mejor manera de tratar con las dolencias para curarlas en un plazo de tiempo razonable. El cuerpo humano siempre luchará para volver a su estado de salud, sólo hay que saber canalizar el remedio adecuado y tener paciencia para lograrlo. Piense siempre que los factores más importantes para llegar a ello son descansar lo suficiente y tener una alimentación sana.

Combinar alimentos

La primera característica de la alimentación ayurvédica radica en combinar los distintos alimentos de modo que se conserve el equilibrio humoral. Para ello hay que saber qué especies deben incorporarse a una hortaliza o a un tipo de carne para compensar la propia constitución humoral. Las propiedades humorales de un alimento dependen de su *rasa* o sabor. También es importante la sintonización de las comidas con la naturaleza básica humoral individual. De tal manera que, por ejemplo, las personas en las que domine *pitta* deberían evitar los alimentos que lo incrementan. O, al menos, añadir a las comidas determinados nutrientes para que se mantenga el equilibrio humoral del cuerpo.

No menos importante es la concordancia del alimento con el momento y el lugar en que se vive. Las condiciones climáticas y las peculiaridades geográficas del sitio donde nos encontremos determinan el tipo de alimentación de las personas. Es por este motivo que muchas personas enferman cuando cambian de lugar de residencia o pasan sus días de vacaciones en un lugar diferente al habitual.

Cada edad viene determinada por un determinado humor. Por este motivo las personas deben alinear su alimentación a la franja de edad en la que se hallan.

Alimentos como el arroz, el trigo o las verduras nutren el cuerpo y contribuyen a su crecimiento. Su influencia sobre los humores es suave y sutil. Otros alimentos, como el ajo, el jengibre, el limón, el anís o el comino pueden tener fines medicinales.

En el sistema ayurvédico la clasificación de los alimentos sigue la diferenciación del *rasa*. Así, por ejemplo, lo dulce puede hacer aumentar *kapha*, aunque son excepciones la miel, el azúcar candi, la carne de caza, el arroz y la cebada. Lo ácido eleva el *pitta*, al igual que las sustancias saladas. Lo picante eleva el *vatta*.

Una comida es una combinación de todos los *rasas* de una manera armónica. Los sabores excesivamente ácidos o demasiado salados provocan un desequilibrio humoral y, por tanto, a largo plazo provocan problemas de salud. Pero también es posible curar enfermedades leves renunciando al consumo de sustancias que hacen crecer todavía más un humor elevado y, por el contrario, tomando aquellas otras que posean un efecto compensador. Una persona que padece enfermedades debidas al *vatta* debe evitar sustancias picantes, amargas y astringentes. Para compensar debe tomar platos dulces y ácidos.

Las recetas ayurvédicas

A continuación les mostraré algunas recetas ayurvédicas que compensarán cualquier desequilibrio en alguno de sus humores y mejorarán notablemente su salud.

TORTILLA DE PATATA SIN HUEVO

Ingredientes:

- ❏ **1/2 kilo de patatas**
- ❏ **1/2 berenjena**
- ❏ **1/2 calabacín**
- ❏ **Un vaso de agua**
- ❏ **150 g de harina de garbanzo**
- ❏ **Aceite de oliva**
- ❏ **Sal**
- ❏ **Pimienta o jengibre**

Pelar, lavar y trocear la patata, el calabacín y la berenjena. Tras calentar el aceite, echar todo a freír, primero las patatas y después (pasados unos 3-5 minutos) el calabacín y la berenjena. Cuando esté todo frito, escurrir el aceite y añadir la sal y la pimienta.

Batir el agua y la harina. Mezclarlo con las patatas, las berenjenas y el calabacín. Poner a calentar una sartén con 2 cucharadas de aceite y añadir la mezcla. Cocinar a fuego lento 5 o 7 minutos por cada lado hasta que esté bien dorada.

CREMA DE CALABAZA

Ingredientes:

- ❏ **1/2 kg de calabaza cortada en dados**
- ❏ **2 cucharadas de arroz de cebada (opcional)**
- ❏ **1/4 cucharadita de comino**
- ❏ **1/4 vaso de leche de avena o de arroz**
- ❏ **1 pizca de asafétida**
- ❏ **Perejil picado fino**
- ❏ **1/4 cucharadita de cilantro molido**
- ❏ **1 cucharadita de coco rallado**
- ❏ **1 pizca de pimienta negra**
- ❏ **1 cucharada de aceite de oliva**
- ❏ **Sal natural marina o sal de roca**

Preparar un sofrito con el aceite y las especias. Saltear la calabaza. Mezclar y dejar que tome el sabor de las especias. Cubrir con agua y agregarle la cebada. Cocinar durante veinte minutos aproximadamente a fuego medio sin tapar. Comprobar que esté cocido, retirar y batir hasta obtener una crema.

Sumar a la preparación el coco rallado y dar un toque picante con la pimienta negra. Cocinar otros diez minutos a fuego mínimo. Servir decorado con perejil o cilantro picado muy fino.

QUINOA CON VERDURAS

Ingredientes:

- ❏ **1 taza de quinoa**
- ❏ **½ pimiento cortado en daditos**
- ❏ **1 taza de repollo mediano cortado finamente**
- ❏ **½ berenjena cortada en cuadrados**
- ❏ **1 calabacín pequeño rallado**

- ❏ 150 g de tofu
- ❏ 1 zanahoria grande
- ❏ 1 tomate bio maduro pelado y cortado
- ❏ 1 cucharada de aceite de oliva
- ❏ 1 cucharada de jengibre rallado muy fino
- ❏ 2 cucharadas de mostaza
- ❏ 2 cucharadas de comino molido
- ❏ 1 pizca de pimienta
- ❏ Sal

Cortar las verduras y rallar el jengibre. Poner al fuego suave una sartén y saltear la mostaza hasta que se abra, salga su exquisito aroma y empiece a saltar, entonces añadir el aceite. Cuando se caliente incorporar el jengibre rallado, el comino, el pimiento, la zanahoria, el repollo y por último el calabacín. Lo salteamos bien aderezándolo con la pimienta y la sal. Añadir la quinoa y el tomate cortado en daditos. Rehogar durante unos minutos y añadir el agua.

La quinoa es buena para todos los *doshas* pero para *vata* especialmente por su fácil digestión, sus proteínas vegetales de alta calidad, su completa relación de aminoácidos esenciales, sus pocas e insaturadas grasas cardiosaludables, sus eficientes minerales y vitaminas, su fibra, y su ausencia de gluten.

PATATAS GRATINADAS EN BAÑO DE CILANTRO

Ingredientes:

- ❏ 4 patatas ecológicas de tamaño mediano
- ❏ 1 cucharada de comino molido
- ❏ ¾ de taza de pan de espelta rallado
- ❏ 1 cucharadita de sal
- ❏ Ghee
- ❏ Perejil fresco finamente picado
- ❏ Salsa de cilantro:
- ❏ 1 ½ tazas de cilantro fresco picado
- ❏ 3 cucharadas de jengibre fresco, pelado y picado

Thérèse Bernard

- ❏ 1 cucharada de zumo de limón fresco
- ❏ ¼ de taza de hojas de menta
- ❏ 2 cucharadas de azúcar panela o sharkara (alternativa del azúcar ayurvédico)
- ❏ 3 cucharadas de yogur ecológico
- ❏ 3 cucharadas de coco fresco, rallado
- ❏ Sal
- ❏ Pimiento rojo, finamente picado

Lavar las patatas y cortarlas a la mitad. Tostar el comino un poco en el aceite y añadir las migas de pan de espelta y añade la sal. Rebozar primero las patatas en ghee derretido y después en la mezcla de pan rallado y colocarlas en una bandeja de horno. Meterlas al horno durante 40-50 minutos hasta que las patatas estén bien cocidas. Espolvorear cada patata con una pizca de sal y perejil. Puede servirse caliente o frío. Añadir por último la salsa de cilantro.

Se pueden agregar otras hierbas a la mezcla de pan rallado al gusto: romero, tomillo, semillas de hinojo o semillas de sésamo.

SOPA DE ZANAHORIAS

Ingredientes:

- ❏ 250 g de achicoria roja
- ❏ 1 atado de puerro
- ❏ 100 g de arroz yamani
- ❏ 4 rebanadas de pan
- ❏ Aceite de oliva
- ❏ 1 cucharada de cúrcuma en polvo
- ❏ 300 g de zanahoria
- ❏ 100 g de queso blando
- ❏ Sal y pimienta a gusto

Poner a cocer una cazuela con un litro de agua. Cuando comience a hervir agregar la achicoria limpia y troceada, la zanahoria pelada y cortada en finas tiras y el arroz. A mitad de cocción (unos 15 minutos) agregar un poco más de agua si se ha evaporado mucho caldo, agregar el puerro picado y la cúrcuma.

Cuando el arroz está cocido, apagar el fuego, agregar unos cubos de queso para acompañar, cortar las rebanadas de pan en dados y freír en una sartén con aceite. Escurrir sobre papel absorbente de cocina.

CUSCÚS DULCE

Ingredientes:

- ❏ **1 kg de cuscús**
- ❏ **50 g de almendras desmenuzadas**
- ❏ **50 g de nueces desmenuzadas**
- ❏ **100 g de uvas pasas**
- ❏ **40 g de miel**
- ❏ **50 g de mantequilla**
- ❏ **50 g de dátiles**
- ❏ **50 g de orejones (albaricoques secos)**
- ❏ **50 g de harina de almendras**
- ❏ **2 cucharadas de aceite de oliva**

Remojar en agua caliente las almendras, las nueces y las uvas pasas durante dos horas. Sacar las uvas pasas y cocerlas al vapor durante 15 minutos. Poner el cuscús en remojo y dejarlo reposar durante 15 minutos. Cocerlo al vapor durante 10 minutos y rociarlo después con agua salada.

Mezclar el cuscús con la harina de almendras, las nueces y las uvas pasas. Cocer todo nuevamente al vapor durante diez minutos. Sacarlo del fuego, mezclar bien y añadir aceite y mantequilla. Rociar el cuscús con miel y decorarlo con los dátiles cortados por la mitad, los albaricoques secos, las almendras desmenuzadas, las nueces y un poco de uvas pasas.

Thérèse Bernard

LASAÑA DE VEGETALES

Ingredientes:

- ❏ **12 láminas de pasta de espinacas**
- ❏ **1 cebolla**
- ❏ **1 pimiento rojo**
- ❏ **6 champiñones**
- ❏ **Salsa de tomate**
- ❏ **1/2 l de caldo de verduras**
- ❏ **Harina de trigo**
- ❏ **Aceite de oliva**
- ❏ **Sal marina y pimienta a gusto**

En una sartén con aceite de oliva, dorar la cebolla picada en trozos pequeños, añadir el pimiento rojo picado, la zanahoria cortada en rodajas, el calabacín, los champiñones y a los tres minutos el tomate. Dejar unos tres minutos más y apartar.

En otra sartén añadir el caldo de verduras. Cuando esté más o menos caliente, comenzamos a añadir harina hasta que espese y apagamos el fuego.

En un caldero calentar agua hasta que hierva, después colocarla en un recipiente, añadir las láminas de pasta de espinacas y dejar que se ablanden un poco antes de colocarlas.

En un recipiente para horno colocar una capa de salsa con tomate, una capa de bechamel vegana y unas láminas de pasta de espinacas, así hasta que se acabe la salsa con tomate.

Una vez finalizada, la colocamos en el horno unos 15 minutos a 180 grados, aunque el tiempo varía dependiendo de lo cocinados que este los ingredientes.

ARROZ ESTILO LIBANÉS

Ingredientes:

- ❏ **1 cucharadita de curry**
- ❏ **1 guindilla**
- ❏ **3 dientes de ajos**
- ❏ **6 vasos de caldo o agua**
- ❏ **4 cucharadas de aceite de oliva**
- ❏ **1 ramita de perejil**
- ❏ **Sal**
- ❏ **Pimienta**

Sofreír la cebolla picada y la guindilla en una cazuela de barro con el aceite caliente. Añadir los ajos picados, y cuando estén doraditos, incorporar la carne picada. Freírla un par de minutos, removiendo con una cuchara de madera, salpimentar y retirar la guindilla. Disolver el curry en un vasito de caldo y añadirlo a la cazuela.

Cocer durante un minuto e incorporar el arroz y la mitad de las almendras (picadas o fileteadas). Freírlos unos instantes y verter el resto del caldo.

Remover para mezclar bien todos los ingredientes, rectificar de sazón y cocer 15-20 minutos a fuego medio. Finalizar la cocción y espolvorear con el perejil picado y el resto de las almendras.

ACELGAS CON ALMENDRAS

Ingredientes:

- ❏ **2 kg. de acelgas**
- ❏ **14 almendras crudas**
- ❏ **3 dientes de ajo**
- ❏ **1 cucharada de harina**
- ❏ **1 limón**
- ❏ **Aceite**
- ❏ **Sal**

Thérèse Bernard

Limpiar las acelgas y quitarles los hilos. Separar las pencas de las hojas. Trocear estás últimas, cocerlas en agua hirviendo con sal. Reservarlas. Cortar las pencas en tiras de 5 cm.

Poner un puchero al fuego con agua, sal y un chorrito de limón, echar las pencas al empezar a hervir y dejarlas durante 45 minutos. Mientras tanto, poner el aceite en una sartén, freír los ajos y las almendras.

Cuando estén dorados, majarlo en un mortero. Acercar otra vez la sartén al fuego, añadir una cucharada de harina y remover con mucho cuidado para que no se dore ni se queme, añadir el majado del mortero, mezclar bien, verterlo sobre las pencas escurridas y dejarlo al fuego durante 10 minutos.

CURRY DE PLÁTANOS

Ingredientes:

- ❏ **4 bananas cortadas en rodajas**
- ❏ **Un pellizco de la mezcla de especies**
- ❏ **Un pellizco de canela, cardamomo y cúrcuma molido**
- ❏ **3 cucharadas de agua**
- ❏ **Un poco leche de coco**
- ❏ **Un poco sal**

Saltear las especies en ghee y añadir los plántanos y otros especias y cocina por aproximadamente tres minutos.

Añadir la leche de coco, la sal y la cúrcuma.

ARROZ CON ENSALADA DE REMOLACHA Y TOFU FRITO

Ingredientes:

- ❏ **Arroz integral o blanco, cocido y frito**
- ❏ **100 g tofu**
- ❏ **1 cucharada de ghee o aceite de sésamo**

- ❑ Salsa de soja
- ❑ 2 remolachas cocidas
- ❑ Sal y pimienta
- ❑ Cilantro o albahaca
- ❑ Mezcla de semillas
- ❑ Sirope de agave
- ❑ Aceite de oliva
- ❑ Limón

Para la ensalada, cortar remolachas en pequeños trozos y añadir la sal, la pimienta, el aceite de oliva, el limón, las hierbas, las semillas y el sirope de agave.

Cortar el tofu en pequeños trozos, en sartén con ghee, saltear dos a tres minutos. Antes de servir, añadir la salsa de soja y la mezcla con ensalada. Servir arroz con ensalada y tofu.

ESPINACAS CON PATATAS

Ingredientes:

- ❑ 300 g espinacas
- ❑ 1 cuchara de ghee o aceite sésamo
- ❑ ½ cebolla
- ❑ 2 o 3 patatas
- ❑ 1 rodaja jengibre
- ❑ 1 cucharilla mezcla de especias
- ❑ Sal

Cocinar las espinacas en un cazo con agua. Cortar las patatas, la cebolla y el jengibre en pequeños trozos. Calentar ghee o aceite en sartén. Añadir cebollas, especias y saltear de dos a tres minutos. Añadir las patatas y cuatro cucharadas de agua.

Mezclarlo todo y cocinar suavemente 10 a 15 min. Añadir las espinacas ya cocidas y la sal.

Thérèse Bernard

LENTEJAS CON PATATAS

Ingredientes:

- ❏ 1 taza lentejas
- ❏ 2 tazas agua
- ❏ 2 patatas
- ❏ 1 cuchara mezcla de especies
- ❏ 1 trozo pequeño de jengibre
- ❏ 1/2 cebolla
- ❏ 2 cucharillas sal
- ❏ 1 cuchara salsa de soja
- ❏ 1 a 2 cucharadas de aceite de oliva
- ❏ 1 cucharilla de sirope de agave o azúcar morena

Cocinar en agua las lentejas, las patatas, las especies, el jengibre y la cebolla aprox. 30 min. Añadir la sal, la salsa de soja, el aceite y el sirope.

CURRY DE POLLO CON MANGO

Ingredientes:

- ❏ 2 filetes pollo
- ❏ 1 cuchara de ghee o aceite sésamo
- ❏ 1/2 cebolla
- ❏ 1 rodaja jengibre
- ❏ 1 cucharilla mezcla de especias
- ❏ Cúrcuma
- ❏ 1 mango
- ❏ 50 ml leche de soja o coco
- ❏ Sal
- ❏ Cilantro
- ❏ Salsa de soja

Cortar el pollo, la cebolla y el jengibre en pequeños trozos. Calentar el ghee o aceite en sartén, añadir cebollas, jengibre y especias. Después añadir cúrcuma. Añadir el pollo, salteando entre cuatro y cinco minutos. Añadir sal.

Pasar por el pasapurés el mango y mezclarlo con la leche. Añadir el resto de ingredientes y cocinar suavemente durante diez minutos. Por último añadir el cilantro y la salsa de soja.

ALCACHOFAS A LA CREMA

Ingredientes:

- ❏ **6 alcachofas**
- ❏ **2 limones**
- ❏ **3 cucharadas de harina**
- ❏ **100 g de mantequilla**
- ❏ **250 g de nata**
- ❏ **1 ramito de perejil**
- ❏ **Nuez moscada**
- ❏ **1 cucharadita de azúcar**
- ❏ **Sal**

Limpiar las alcachofas. Descartar las hojas exteriores y duras y las puntas con un cuchillo afilado. Partirlas en cuatro trozos y eliminar la pelusilla. Exprimir en un cuenco el zumo del limón. Agregarle un poco de agua y sumergirlas en este líquido las alcachofas para que no se ennegrezcan.

En una cacerola, poner ha hervir unos dos litros de agua con una cucharada de harina diluida en agua fría, la corteza del limón y un puñado de sal. Echar las alcachofas, y dejarlas hervir durante diez minutos. Escurrirlas y echarlas en una cacerola con 50 g de mantequilla, el azúcar, un poco de sal y el zumo del otro limón. Taparlas y cocerlas a fuego bajo hasta que estén tiernas. Escurrirlas con una espumadera y reservarlas calientes.

Dejar reducir un poco el caldo de la cocción. Agregarle una salsa bechamel preparada con 50 g de mantequilla, tres cucharadas de harina, la nata, un poco de nuez moscada rallada y una pizca de sal. Volver las alcachofas a la cacerola. Dejar que la salsa vuelva a hervir y, si estuviera muy espesa, agregarle un poco de agua caliente. Añadir el perejil y servir.

CALABACINES RELLENOS DE ARROZ

Ingredientes:

- ❏ **2 calabacines de 200 g cada uno**
- ❏ **150 g de arroz cocido**
- ❏ **15 g de mejorana**
- ❏ **10 g de orégano**
- ❏ **100 g de queso rallado**
- ❏ **25 g de mantequilla o margarina**
- ❏ **200 g de tomate pelado y cortado en cuadritos pequeños**

Partir los calabacines por la mitad, vaciarlos y reservar la pulpa. Cocer los calabacines en agua y sal. Reservar. Picar la pulpa de los calabacines. En una sartén con la mantequilla, saltear la pulpa de los calabacines, el arroz y la mitad de las hierbas. Rellenar los calabacines.

En una fuente para horno, poner el tomate y aliñarlo con las hierbas restantes, sal y pimienta. Colocar los calabacines encima. Espolvorear con el queso rallado y poner al horno durante 30 minutos.

ENSALADA A LA NARANJA

Ingredientes:

- ❏ **1 lechuga**
- ❏ **1 manojo de berros**
- ❏ **2 naranjas grandes**
- ❏ **1 cebolla**
- ❏ **El zumo de media naranja grande o de una pequeña**
- ❏ **30 g almendras peladas**
- ❏ **1 cucharada de azúcar integral**
- ❏ **Albahaca fresca**

❏ **Pimienta negra recién molida**
❏ **5 cucharadas de aceite de oliva extra virgen**
❏ **Sal**

Picar fina la cebolla, colocarla en un tarro con rosca junto con el aceite, el zumo de naranja, el azúcar, la pimienta, la sal y las hojas de albahaca troceadas. Agitar bien y dejar reposar. Pelar las naranjas y cortarlas en rodajas finas. Ponerlas en un plato para recoger todo el jugo que vayan soltando. Mezclar la lechuga picada, los berros, las naranjas y el jugo que hayan soltado y las almendras troceadas.

AJO BLANCO

Ingredientes:

❏ **75 g de almendras crudas peladas**
❏ **100 g de miga de pan empapada en agua y estrujada**
❏ **2 dientes de ajo**
❏ **8 cucharadas de aceite de oliva**
❏ **3 cucharadas de vinagre**
❏ **Sal**
❏ **Agua: 1 litro y medio**

En un vaso de batidora echar los ingredientes excepto el agua. Se pasa bien para que quede fino, se vierte en una sopera y se agrega el agua helada poco a poco hasta conseguir una mezcla homogénea. Para servir agregar uvas, a ser posible moscatel.

ZANAHORIAS A LA CANELA, CON PASAS Y DÁTILES

Ingredientes:

❏ **750 g de zanahorias, cortadas en bastones**
❏ **4 cucharadas de ghee**
❏ **3-4 cucharadas de coco rallado**
❏ **50 g de pasas de uva**

Thérèse Bernard

- **50 g de dátiles picados**
- **2 cucharadas de azúcar de caña**
- **1 ½ cucharadita de canela**
- **Sal**
- **Pimienta**

Poner las zanahorias al vapor hasta que estén blandas. Calentar el ghee en una sartén, agregar el coco rallado y dorar un poco. Mezclar las zanahorias en el coco. Espolvorear la caña de azúcar y la canela en la parte superior y dorar ligeramente las zanahorias. Añadir las pasas y dátiles, mezclar muy bien todo y añadir sal y pimienta al gusto.

BIZCOCHO DE «CHOCOLATE» Y NUECES

Ingredientes:

- **3 vasos de harina de chapati / centeno**
- **1 ½ vasos de azúcar integral**
- **2 cucharadas de harina de algarroba**
- **1 vaso de yogur**
- **1 vaso de ghee**
- **1 cucharada de levadura**
- **Leche vegetal**
- **Canela en polvo**
- **Jengibre en polvo**

Encender el horno a una temperatura de al menos 220° y preparar el resto de la receta.

Mezclar los ingredientes uno a uno. Puede comenzar mezclando el ghee con el azúcar y luego añadirle el harina, la levadura, el yogur, el harina de algarroba y las especias. Mézclelo todo y añada la cantidad de leche vegetal necesaria para lograr una pasta homogénea con una consistencia media (como la de cualquier bizcocho).

Coloque todo en un recipiente previamente untado con ghee.

Colóquelo en el horno fuerte durante unos 20-25 minutos y luego bájelo a 180° durante otros 20-30 minutos más. Déjelo enfriar y desmóldelo.

COMPOTA DE MANZANA CON CLAVO

Ingredientes:

❏ **1 manzana entera, madura, dulce y fresca. Pelada y sin corazón ni semillas.**
❏ **5 clavos enteros**
❏ **3 cucharadas de agua pura**

Cortar la manzana en trozos pequeños. Introducir todos los ingredientes en un recipiente pequeño. Cocinarlo todo hasta que esté blando. Desechar los clavos y dejarlo enfriar un momento.

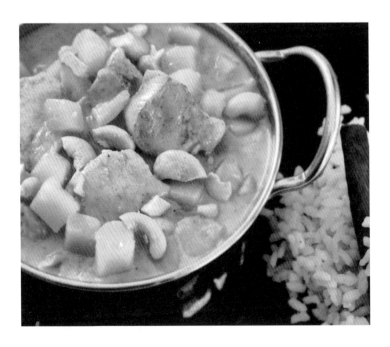

Thérèse Bernard

Prevención de algunas enfermedades corrientes

Los trastornos de salud y el malestar corporal son un impedimento para la realización de las actividades cotidianas. De ahí que, cuando se presentan, es importante poner remedio de inmediato. La medicina ayurvédica ofrece algunas soluciones para atajarlas.

Fatiga

La fatiga puede definirse como una permanente incapacidad física y una creciente incomodidad. Un estado permanente de fatiga incrementa la vulnerabilidad frente a las infecciones externas, debilitando las fuerzas del organismo y retrasando la curación. Cuando la fatiga es crónica, el estado de irritabilidad puede conducir a molestias gástricas y, en su defecto, úlceras de estómago, lo que limita la coordinación de los órganos sensoriales y aumentando el riesgo de accidentes.

La fatiga no es una enfermedad como tal. Se produce por un exceso de *kapha* que puede venir de factores atmosféricos, de una situación laboral inestable, de un exceso de estrés en el trabajo, etc. Todos ellos son factores que alteran el equilibrio interior. La sociedad en la que vivimos hoy en día no permite un tiempo de reposo absoluto: siempre es necesario estar «haciendo» algo, «conectados» a una pantalla, «enganchados» a una serie de televisión, «trabajando» fuera del horario laboral y a horas intempestivas, etc. El verdadero descanso significa desprenderse de la idea del «tener que hacer algo», experimentar episodios de tranquilidad y paz con uno mismo. Esto, evidentemente, exige un gran esfuerzo mental.

Una recuperación a tiempo por un leve cansancio es siempre muy importante a fin de evitar males mayores. Las fases de recuperación deben respetarse con el fin de llegar a un estado de agotamiento total. Para recuperarse de un leve cansancio sólo es necesario vivir de manera saludable durante un par de días, sometiéndose a una dieta depurativa, tomando baños relajantes y durmiendo las horas necesarias. Cuando el cansancio se acumula, necesitará mucho más tiempo para la recuperación.

El ego es otra de las causas que pueden conducir a la persona a un estado de fatiga. Nadie es insustituible en esta vida, y aquellos que lo piensan suelen trabajar en exceso y desempeñan una gran labor de sacrificio.

En cualquier caso es conveniente llevar siempre una vida que armonice la naturaleza física y mental y que corresponda a la capacidad personal de rendimiento. No todo el mundo necesita dormir las mismas horas ni precisa ingerir el mismo número de calorías diarias. No hay que compararse nunca con otra gente, hay que saber escuchar el cuerpo de cada uno y obrar en consecuencia, reconociendo los propios límites.

Cualquier forma de fatiga estimula el *vata*, por lo que al aumentar la perturbación se incrementa la vulnerabilidad frente a todas las enfermedades condicionadas por él. El exceso de fatiga no sólo es malo para la persona que lo padece sino también afecta a aquellos que lo rodean.

120

Thérèse Bernard

Alimentos estimulantes para una persona fatigada

La persona sometida a tensiones que le producen episodios de fatiga debe, en primer lugar, descansar. Pero a partir de ahí hay una serie de alimentos que le proporcionarán vigor y estimularán su cuerpo, proporcionándole energía y fuerza necesarias.

Entre ellos debe consumir: té negro con jengibre, cardamomo, clavo, sopa caliente de verduras o pollo, papillas de trigo, nueces, miel, manzanas y zumos recién exprimidos.

Cefaleas

El dolor de cabeza es una de las molestias más habituales en la sociedad actual. Lo más habitual en estos casos es recurrir a un analgésico para seguir el ritmo de trabajo. Pero una persona sana no tiene por qué tener «dolor de cabeza», por lo que es conveniente revisar el estilo de vida para averiguar las causas que llevan a ese trastorno.

El estreñimiento, el estrés, el nerviosismo, la hiperactividad, un tiempo excesivamente caluroso o frío o un entorno contaminado pueden ser la causa de cefaleas constantes.

Si padece estreñimiento debe tratar de evacuar de manera regular, a las mismas horas cada día, si es preciso utilice enemas a intervalos regulares o bien lleve a cabo una limpieza interior mediante laxantes.

En cambio, cuando el origen de las cefaleas es producto de un estado nervioso es importante saber mantener la calma, tratar siempre de hablar en voz baja y de forma pausada, compensar el exceso de trabajo con periodos de descanso más largos, comer de manera tranquila, en un entorno agradable y tomando un tiempo para descansar –no más de veinte minutos- para una digestión saludable.

Tratamiento ayurvédico para la cefalea

Mezcle cinco partes de aceite de eucalipto con una parte de anís, otra de alcanfor y otra de mentol. Elabore una pomada con todo ello y aplíquelo sobre la zona de las cervicales mediante un masaje suave.

- Beba al menos un litro y medio de agua diaria.
- Aplíquese una compresa empapada en vapor de eucalipto sobre la frente durante media hora, manteniendo los ojos cerrados mientras se sienta en su sillón favorito sin ningún ruido que pueda perturbar su descanso.
- Tome comidas ligeras, tales como sopa de verduras o sopa de pollo. Evite los platos grasos y pesados y consuma en su lugar fruta fresca y ensaladas.
- Un masaje o un baño al que haya añadido algunas gotas de aceite de madera de sándalo le ayudarán a relajarse.

La jaqueca puede ir en ocasiones acompañada de náuseas, vómitos o un exceso de sensibilidad frente a la luz. La verdadera curación de estas situaciones consiste en aprender a no dejar que aparezca. Los episodios de jaqueca suelen aparecer cuando se está físicamente agotado, se vive bajo un episodio de estrés o los humores están desequilibrados: todo esto reduce la energía corporal e incrementa la vulnerabilidad.

Aléjese de las salidas nocturnas y del alcohol y dese unas horas más de descanso diario. Los trastornos digestivos suelen hacer que *pita* y *vatta* se desequilibren.

Cuando se produzca un episodio de jaqueca analice con cuidado las circunstancias que precedieron al ataque. Normalmente sucede cuando la persona se encuentra bajo un estado de sobreagotamiento físico que puede ser consecuencia de un entorno ruidoso, el exceso de trabajo, la falta de reposo y sueño, etc. Por este motivo deberá evitar esas posibles influencias en su modo de vida y, si está agotado, descanse.

Ciática

La ciática es una inflamación nerviosa que irradia desde la espalda y baja por el muslo de la pierna.

Una de las medidas preventivas más eficaces que existen es la práctica del yoga, especialmente aquellas asanas que trabajan las piernas, fortaleciéndolas, elevando la circulación sanguínea y activando los nervios periféricos.

Otra medida importante para prevenir los ataques de ciática es evitar el frío y las corrientes de aire. Cuando existen los primeros signos de un posible ataque conviene aplicar pomadas o aceites analgésicos y aportar calor externo, colocando sobre la parte afectada una botella de agua caliente u otro dispositivo similar.

Los masajes y baños calientes ayudan a reducir el *vata*. Una persona que padece a menudo de ciática debe plantearse seriamente el hecho de cambiar sus hábitos alimenticios y su vida sedentaria.

En cuanto a la alimentación se recomienda una ingesta regular de productos como el jengibre, el ajo y la pimienta, evitando los platos que incrementan el *vata*, tales como las patatas, el arroz o la coliflor. Tampoco son convenientes los productos en conserva ni los zumos envasados. Y si una persona realiza una vida sedentaria es preferible que realice ejercicios suaves de yoga, con estiramientos previos que «calienten» el músculo.

En caso de un ataque de ciática es recomendable tomar todos los días dos dientes de ajo machacados junto a dos clavos de especia molidos. Aunque el efecto de elevar el *pitta* del ajo se ve atenuado por la acción del clavo, es aconsejable beber agua en abundancia para prevenir un exceso de *pitta*.

Artritis

La causa inicial de un dolor artrítico es una elevación de *vata/kapha*. El objetivo final será, pues, eliminar todos aquellos factores que conducen a la enfermedad.

Practique con regularidad ejercicios de yoga para que *kapha* no pueda acumularse en ningún sitio y se garantice un flujo correcto de energía, prestando especial interés en aquellas partes del cuerpo sometidas a un esfuerzo excesivo debido a la constante realización de una determinada actividad, por ejemplo los dedos en una persona que pasa muchas horas frente al ordenador, la espalda en los administrativos o los pies en personas de perfil comercial que deben caminar mucho.

Otros factores influyen en un aumento de de *vata/kapha:* el frío, la humedad, las corrientes de aire, los cambios súbitos de temperatura, la vida sedentaria, el sobrepeso, el estrés o el agotamiento excesivo.

Thérèse Bernard

Consejos para evitar la artritis

Con el fin de evitar la profilaxis de la artritis existen una serie de medidas para prevenirla en la terapia ayurvédica:

- No es conveniente ducharse inmediatamente después de levantarse por la mañana.
- Tampoco es recomendable el baño después de realizar un importante ejercicio físico o si se produce una sudoración excesiva.
- No tomar baños a temperatura excesiva, ni demasiado fríos ni demasiado calientes.
- No exponerse a corrientes de aire después del baño, ni siquiera durante los meses cálidos del verano.
- No exponerse a cambios bruscos de temperatura en manos y pies.
- Realice de manera regular una limpieza interna de su organismo.
- Evite el sobrepeso, sin duda la causa de muchos males.

Dolor de espalda

Se trata de uno de los malestares más extendidos entre la población. El dolor en la espalda, en la nuca, en los hombros, brazos o muñecas tiene, en su mayoría, origen en posturas defectuosas o en preocupaciones mentales que contraen los músculos. Para evitar estas molestias hay que prestar especial atención a la causa que los genera, generalmente alineadas al estrés.

El dolor en las muñecas y los hombros suele ser consecuencia de una cierta rebelión ante circunstancias indeseadas y que es indicativa de una acumulación de *kapha*, que impide el flujo de *vata* en esta región. *Kapha* también puede acumularse a causa de una herida, una mala postura o una tensión mental. Los ejercicios mentales pueden ayudarle a eliminar un exceso de humor.

El sueño y sus trastornos

Durante el sueño los sentidos se retraen de su actividad y la mente se cierra. Dormir mal, dormir demasiado y dormir en el momento inadecuado destruye la felicidad y hace de la vida una pesadilla. Por el contrario, un sueño sano conduce a la felicidad y a una vida longeva. Al igual que el cuerpo precisa de una alimentación equilibrada, también requiere de un sueño reparador.

Un sueño sano ha de ir acompasado a la edad y a las circunstancias. Un bebé precisa de 15 a 16 horas de sueño diario, un niño entre nueve y diez horas y un adulto entre seis y ocho. Las personas que ejercen una actividad física requieren menos horas de sueño que aquellas otras que desempeñan una actividad mental. En caso de enfermedad se precisan también más horas de sueño reparador.

Hay tres tipos de trastornos del sueño:

❖ El insomnio y, por tanto, la incapacidad de dormir,
❖ el sueño perturbado, y
❖ el exceso de sueño.

En el primer caso suele haber un exceso de *vata* o *rajas* o también puede producirse de manera pasajera debido a una enfermedad. El sueño perturbado puede tener su origen en diversas causas: problemas gástricos, problemas psíquicos, trastornos en la sexualidad, etc., mientras que el exceso de sueño puede ser debido a un exceso de *kapha*.

Cómo combatir el insomnio

El insomnio puede resolverse de una manera muy elemental siguiendo los preceptos ayurvédicos con el fin de eliminar de raíz sus causas.

- Trate de beber menos estimulantes al cabo del día: café, té, bebidas con cafeína, etc.
- La leche caliente o determinadas infusiones como la tila producen somnolencia antes de ir a dormir.
- Trate de crear una atmósfera favorecedora del sueño: evite la luz que proceda de la calle, no deje ningún móvil, tableta o ordenador en su habitación durante las horas de sueño. Evite los ruidos molestos o excitantes.
- Trate de aquietar su mente evitando discusiones familiares minutos antes de ir a la cama, procure leer un rato y haga algunos ejercicios respiratorios para relajar su organismo.
- De vez en cuando tome un masaje una hora antes de ir a dormir, de modo que pueda restaurar su equilibrio humoral y su cuerpo adquiera una cierta sensación de tranquilidad.
- Trate de no cenar en exceso simplemente algo de fruta o verdura que puede acompañar con un yogur.

Hay personas que no logran entrar en la fase de sueño profundo y despiertan a menudo durante la noche. Es lo que se denomina sueño perturbado, que puede tener diversas causas. Entre las más comunes están el bloqueo de los conductos nasales y faríngeos –que se manifiesta en ronquidos– o una sexualidad reprimida que provoca perturbaciones por la noche.

También hay personas que no se hidratan lo suficiente durante el día. El hecho de no ingerir suficientes líquidos puede producir palpitaciones en el corazón y entumecimientos de distintas partes del cuerpo. Es suficiente con corregir esa situación tomando más agua durante el día y algún plato de sopa antes de ir a la cama.

Las indigestiones también son causa de alteraciones del sueño: modifique su conducta durante las cenas, e ingiera una ensalada o algo de fruta antes de ir a dormir.

Lo contrario a la hiperactividad causada por un exceso de *vata* es un aumento de *kapha*, que hace que las personas se sientan casi siempre cansadas, agotadas, bostecen a menudo y sientan la necesidad de dormir constantemente. En estos casos es preciso recuperar el equilibrio de *kapha*, aplicando medidas vigorosas mediante platos energéticos y practicando mucho más ejercicio. Puede suceder que estas situaciones sean meramente transitorias y debidas a un viaje en avión o a trasnochar más de la cuenta. Son problemas fácilmente llevaderos: sólo hay que modificar un tanto las costumbres alimentarias, bebiendo más infusiones y aplicando algún masaje relajante. Las circunstancias no pueden impedirle cumplir sus horarios normales de sueño, ya que eso empeoraría la situación.

Problemas de visión

El humor responsable de la visión es *pitta* y, cuando este disminuye, también se debilita la capacidad visual. También puede suceder que un exceso de *kapha* tenga un efecto negativo, ya que con ello *pitta* quede afectado.

Thérèse Bernard

En cualquier caso, es conveniente reducir los niveles de *pitta* para evitar la pérdida de visión e introducir medidas correctoras mediante ejercicios oculares que eliminen o reduzcan el *kapha* acumulado.

❖ Lave los ojos con una decocción de semillas de cilantro para evitar el enrojecimiento de los ojos.

❖ Aplique sobre los párpados y la frente una pasta con madera de sándalo a la que previamente habrá diluido con agua.

❖ Para evitar el escozor de ojos emplee una decocción de raíz de regaliz. Los principios activos de esta raíz mejoran la vista, ayudan a recuperar el equilibrio de *kapha* y *pitta* y estimulan la capacidad mental de la persona.

❖ Consuma a diario uno o dos dientes de ajo, ya que resulta muy beneficioso para la visión.

❖ Dese un masaje en los dedos de los pies con ghee a diario, con objeto de fortalecer la visión.

❖ Las zanahorias son un excelente alimento para reforzar la vista y eliminar el cansancio. Tómelas crudas o bien rállelas y póngalas a hervir durante quince minutos en un cazo con leche. Deje enfriar esta crema y añada cinco almendras picadas y un pellizco de cilantro.

Resfriados

Las vías altas del aparato respiratorio son propensas a padecer algunos trastornos debido al alto grado de polución atmosférica que nos rodea y a los cambios bruscos de temperatura que, en ocasiones, nos pillan desprevenidos. Virus y bacterias se mueven a sus anchas y encuentran un campo abonado cuando las defensas inmunológicas se hallan bajo mínimos.

Además, garganta, nariz, boca y faringe se hallan interconectadas por lo que una infección se puede extender muy rápidamente de uno a otro órgano. Cuando se produce mucosidad entonces hablamos de catarro o enfriamiento.

Los tratamientos preventivos protegen contra los enfriamientos y las infecciones. Por ejemplo bebiendo abundante líquido durante el día: agua, infusiones, caldos, zumos, etc. Pero también puede aplicar otra serie de medidas que le ayudarán a sobrellevar estas situaciones:

❖ Muela albahaca, jengibre fresco, pimienta negra y añada un vaso de agua. Hierva este conjunto a fuego lento durante un buen rato, fíltrelo y añada media cucharada de azúcar. Pase este preparado por un colador y añada un poco de té negro o leche. Una vez ingerido, tápese con una manta y póngase a sudar para eliminar toxinas.

❖ Ponga una cucharada de ghee y otra de harina de garbanzo en una sartén. Cuando esta pasta quede tostada añada un poco de agua y dos cucharadas de azúcar, llevándolo a ebullición durante un par de minutos. Tome esta sopa bien caliente y tápese con una manta para sudar un buen rato.

❖ Tome una cucharada de jugo fresco de jengibre junto a tres gramos de pimienta negra molida y dos cucharadas de miel. Se recomienda tomar este preparado dos veces al día, por la mañana y por la noche.

Thérèse Bernard

Cómo paliar la tos

En el caso de que el resfriado produzca congestión y tos, los bronquios pueden verse afectados y contraerse espasmódicamente en forma de tos. Para frenarla se puede optar por alguna de estas medidas:

- Practique yoga con regularidad: por la mañana después de levantarse y por la noche antes de ir a dormir. Dedique media hora cada vez a practicar alguna asana relajante.
- Utilice el pranayama para regular su respiración e incrementar su capacidad pulmonar progresivamente.
- Limpie los conductos nasales con ayuda de agua templada. Ello le servirá para activar las mucosas nasales y protegerse contra la entrada de virus, bacterias y partículas de aire contaminado. También le servirá para percibir los olores con una mayor intensidad.
- Evite los alimentos secos, tipo galletas, plátanos, pan o productos similares. También los plátanos, los productos lácteos y los helados y batidos.
- Tome platos ligeros como sopas, papillas de avena o arroz hervido.
- Beba infusiones de hierbas con productos astringentes tales como tomillo, té de roca, etc.

Sinusitis

Cuando se inflama alguna de las cavidades de la parte superior del cráneo –llamadas senos- y se produce una pequeña infección en alguna de ellas hablamos de sinusitis. Se altera de alteraciones molestas, dolorosas incluso, que impiden el libre flujo de *vata* por el organismo y provocan malestar general y dolor de cabeza. Suele aparecer después de un proceso de enfriamiento y, en ocasiones, pueden requerir de una pequeña intervención quirúrgica.

❖ Utilice duchas nasales para prevenir o curar la sinusitis. Al despejar los conductos nasales obstruidos, se aliviarán los dolores debidos a *kapha*.

❖ Inhale mezclas de aceites de hierbas y realice ejercicios respiratorios especiales. Una de las mezclas que mejor le funcionarán es la compuesta por cinco partes de aceite de eucalipto, otras cinco de aceite de citronela y de mentol. Añada dos partes de anís, otras dos de alcanfor y una de aceite de lavanda. Ponga un par de gotas de esta mezcla en agua hirviendo e inhale el producto resultante por la nariz. Verá cómo las fosas nasales se despejan y la respiración se vuelve más fluida. Las propiedades desinfectantes de los aceites esenciales dificultan la supervivencia de los virus, que no encuentran un sustrato adecuado a sus pretensiones. En una fase de infección aguda realice estas inhalaciones varias veces al día. También puede añadir un par de gotas sobre una compresa y aplicarlo sobre le pecho en el momento de ir a dormir, inspirando los vapores que desprende durante la noche. La inhalación durante la noche es muy recomendable como medida preventiva.

Trastornos gástricos

Los trastornos digestivos llevan consigo de manera inherente el agotamiento y la falta de energía. Su origen puede ser muy

Thérèse Bernard

diverso y por tanto su tratamiento también deberá responder a la causa que los genera.

El proceso digestivo utiliza los jugos gástricos para favorecer la asimilación de los alimentos ingeridos. Estos jugos tienen gran cantidad de calcio que viajan por todo el sistema digestivo.

Por otro lado, el estómago está protegido por unas células que forman su revestimiento que tienen muy poca permeabilidad y que forman un escudo contra los ácidos gástricos. Estas células pueden verse alteradas o mermadas en su función cuando ingerimos determinadas sustancias, como el alcohol, el café o el té. Cuando este revestimiento queda dañado, se produce un cierto molestar que puede dar lugar a gastritis o úlceras de estómago.

La acidez estomacal puede paliarse con una serie de medidas protectoras tales como:

❖ Masticar un clavo de especia después de cada comida.

❖ Evitar aquellos productos que producen acidez de estómago, como el café, los lácteos, o el alcohol.

❖ Evite los platos muy condimentados y frutas como la naranja, el pomelo o las ciruelas.

❖ Reduzca el estrés en su vida personal y laboral.

❖ Cree un entorno favorable para su estómago, que le ayude a curarse con rapidez: consuma una dieta saludable a base de arroz, verduras hervidas o pescado al vapor. Trate de masajear diariamente la zona de vientre antes de ir a la cama con un aceite analgésico.

❖ Beba infusiones de tomillo, agua caliente con zumo de limón o zumos de manzana.

A algunas personas los trastornos gástricos se manifiestan en forma de estreñimiento. Cualquier acumulación de mala provoca la entrada de impurezas en la sangre y ello puede dar lugar a enfermedades de todo tipo. El estreñimiento hace crecer *vata* y por ello las consecuencias pueden ser afecciones cutáneas, resfriados, decaimiento general, etc.

Unos remedios sencillos contra el estreñimiento pueden ser:

❖ Beba diariamente entre un litro y medio y dos litros de agua.

❖ No consuma alimentos demasiado secos: ingiera verduras en abundancia, sopas de hortalizas o un vaso de leche caliente cada noche antes de ir a la cama.

❖ Evite el sedentarismo, la falta de actividad y el estrés.

❖ Aplique masajes en el vientre cada noche antes de ir a la cama, para favorecer el tránsito intestinal.

Afecciones del hígado

El ayurveda otorga a este órgano una importante función en el mantenimiento de la fuerza corporal. Cuando no funciona de manera correcta, las personas presentan un aspecto pálido, tienen trastornos digestivos a menudo y presentan vulnerabilidad frente a las infecciones.

En este órgano reside el *agni,* el fuego corporal, que proporciona energía para todas las funciones corporales. No hay que olvidar que los nutrientes que son el resultado de la digestión pasan al hígado para su asimilación y de allí son transportados a la sangre, que los recoge y distribuye.

Con el fin de cuidar y proteger el hígado debería prestar especial atención a estos consejos:

- ❖ No beba demasiado alcohol, ya que está perjudicando su hígado, especialmente los alcoholes de alta graduación.

- ❖ Evite el café en la medida de lo posible. Limite su ingesta a una o dos tazas diarias.

- ❖ No permita que el intervalo entre las comidas sea muy largo: realice cinco ingestas moderadas al día.

- ❖ Al hígado no le sientan bien los fritos, las comidas grasientas (especialmente negativas son las grasas hidrogenadas) y los aceites refinados.

- ❖ Ingiera frutos secos: avellanas, nueces, almendras y frutas frescas en abundancia: papaya, albaricoques, melocotones, etc. Condimente las frutas con jengibre, pimienta y comino.

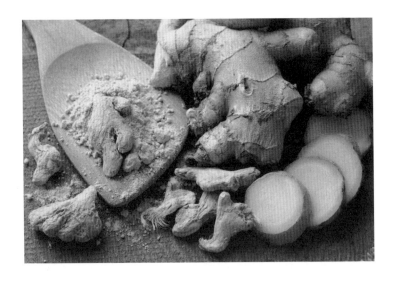

Las plantas medicinales

El equilibrio, la armonía y la compensación de los humores también puede provenir del empleo de plantas medicinales. Cada una de las especies que se detalla a continuación se ha de emplear de una manera consecuente.

❖ **Anís:** Las partes que se utilizan de esta planta son las semillas, que son de color verde claro y tienen un efecto analgésico. El anís estimula la digestión y combate los trastornos digestivos.

❖ **Cardamomo:** Se emplean las semillas de color marrón oscuro o negro para favorecer la digestión y limpiar la boca. También sirve para combatir las náuseas que se producen a raíz de los trastornos digestivos y para combatir las infecciones de garganta.

❖ **Canela:** Se utiliza la corteza del árbol de la canela. El aceite de canela tiene propiedades analgésicas mientras que las infusiones sirven para combatir la fatiga, la fiebre y los dolores. La canela purifica la sangre ya que tiene propiedades fungicidas, antivíricas y antibióticas.

❖ **Regaliz:** La raíz de regaliz sirve para combatir las infecciones de garganta y la tos, refuerza la agudeza visual, los nervios y la memoria.

❖ **Comino:** De color pardo y sabor picante, estimula la actividad digestiva y tiene importantes propiedades depurativas.

❖ **Cilantro:** Del cilantro se emplean las semillas y las hojas. Es muy aromático y por tanto está muy extendido su uso en la cocina. Sirve para combatir la fiebre, y refuerza la templanza y la calma.

❖ **Eneldo:** Los frutos y el aceite de eneldo se emplean a menudo como medicina ya que favorecen la digestión y sirven para combatir la fiebre, la falta de apetito y las náuseas. También alivia los dolores de menstruación en las mujeres.

❖ **Clavo de especia:** Se emplean los brotes de la planta, que son redondos, marrones y muy aromáticos. Es muy útil para el dolor de muelas, ya que tiene acción analgésica. También tiene propiedades antibióticas, antivíricas y fungicidas. Masticado después de la comida, reduce el mal aliento, cuida los dientes y favorece la digestión. Entre sus múltiples indicaciones está la de solventar los problemas respiratorios, por lo que su aceite se emplea para inacciones. Las personas hipertensas pueden tomarlo a diario, mezclado con canela y cardamomo.

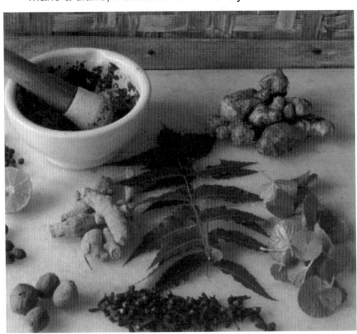

❖ **Cúrcuma:** De la cúrcuma se emplean los bulbos, que son de color amarillento y cuyo uso es en polvo. La cúrcuma purifica la sangre y ayuda a combatir las alergias y los problemas de la piel. Posee propiedades antibióticas y es antiinflamatoria. Su empleo curativo en heridas restablece la piel y alivia el dolor.

❖ **Jengibre:** Las raíces de esta planta se utilizan desde hace cientos de años. Tiene propiedades diuréticas, fortalece las funciones hepáticas y reduce las contaminaciones de garganta.

❖ **Ajo:** Las propiedades médicas del ajo son múltiples. Tiene efectos analgésicos, previene contra la picadura de insectos, refuerza la vista, templa los nervios y fortalece el sistema inmunitario. Previene la artritis y estimula la acción del hígado. En ayurveda no es de extrañar que se recomiende el consumo de uno o dos dientes de ajo al día.

Bibliografía

Atreya. *Practical Ayurveda*, York Beach, Samuel Weiser Inc., Maine, 1998.

Avalon, Arthur. *The Serpent Power*, Dover Publications, New York, 1958.

Bhat, Keshava. *Herbolario Tropical*, Editorial Texto, Caracas, 1985.

Frawley, David, Vasant, Lad. *The Yoga of Herbs*. Lotus Press, Santa Fe, N. M., 1986.

Frawley, David. *Ayurvedic Healing*, Passage Press, Salt Lake City, 1989.

Frawley, David. *Tantric Yoga*, Passage Press, Salt Lake City, 1994.

Frawley, David. *Ayurveda and The Mind*, Lotus Press, Twin Lakes, 1997.

Frawley, David. *Yoga and Ayurveda*, Lotus Press, Twin Lakes, 1999.

Goel, B.S. *Psycho-Analysis And Meditation*, Third Eye Foundation, India, 1986.

Krishna, Gopi. Kundalini, *The Secret of Yoga*, UBS Publishers', India, 1992.

Krishna, Gopi. *Kundalini, The Evolutionary Energy in Man*, Boston, 1997.

Muktananda, Swami. *Kundalini, The Secret of Life*, SYDA Foundation, India, 1994.

Nadkarni, A. K. *Indian Materia Medica*, Popular Prakashan Private, Bombay, India, 1996.

Pitchford, Paul. *Healing With Whole Foods*, North Atlantic Books, 1993.

Ranade, Subhash. *Natural Healing Through Ayurveda*, Passage Press, 1993.

Sivananda, Swami. *Practice of Brahmacharya*, The Divine Life Society, 1993.

Sivananda, Swami. *Kundalini Yoga*, The Divine Live Society, 1994.

Van Lysebeth, André. *Perfecciono mi yoga*, Ediciones Urano, Barcelona, 1985.

Vasant, Lad. *The Complete Book Of Ayurvedic Home Remedies*, New York, 1998.

En la misma colección

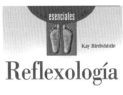

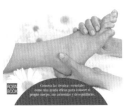

REFLEXOLOGÍA
Kay Birdwhistle

Cuando se tiene una dolencia o se sienten emociones ne gativas, una opción es sufrirlas y la otra –más inteligente es intentar controlarlas o suprimirlas. La influencia bené fica y relajante de la reflexología está fuera de toda dude A través del estudio de las plantas de los pies, un terapeut puede comprobar las conexiones energéticas de cada áre de nuestro organismo y, mediante una serie de técnica puede fortalecer el sistema inmunológico, reducir el es trés, depurar y drenar toxinas o trabajar las emocione profundas y los miedos.

Este libro brinda la oportunidad de conocer las técnica esenciales de la reflexología para que todo el mundo la pueda ir incorporando a su vida diaria y sean una ayud eficaz para conocer el propio cuerpo, sus armonías y su desequilibrios.

EL YOGA CURATIVO
Iris White y Roger Colson

El yoga es un sistema sumamente eficaz para alcanzar un estado de equilibrio físico y emocional. Su práctica no sólo aporta una evidente mejoría en la capacidad respiratoria sino que además actúa de forma muy favorable sobre los órganos internos. Este libro sintetiza toda la sabiduría y la experiencia de la práctica del yoga curativo o terapéutico en un programa que muestra cómo cada persona puede optimizar la salud y alcanzar la curación.

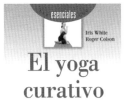

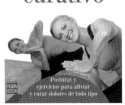

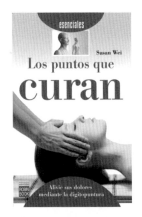

LOS PUNTOS QUE CURAN
Susan Wei
Alivie sus dolores mediante la digitopuntura.

La técnica de la estimulación de los puntos de energía y del sistema de meridianos es tan antigua como la misma humanidad. Se trata de una técnica que recoge la enseñanza de lo mejor de la acupuntura, del shiatsu y de la acupresura para el alivio rápido de diferentes síntomas. Y que en caso de enfermedades crónicas, sirve de complemento a los tratamientos médicos prescritos. Este libro es una guía que indica la situación de cada punto de energía para una práctica regular que devuelva la armonía a la persona y pueda protegerla de algunas enfermedades.

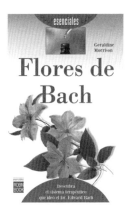

FLORES DE BACH
Geraldine Morrison

¿Sabía que los desequilibrios emocionales pueden tratarse con esencias florales? Son las llamadas Flores de Bach, un conjunto de 38 preparados artesanales elaborados a partir de la decocción o maceración de flores maduras de distintas especies vegetales silvestres. En efecto, emociones y sentimientos como la soledad, la timidez, la angustia, la intolerancia o el miedo pueden combatirse cuando perturban nuestro ritmo diario y trastocan nuestro equilibrio. Este libro reúne los conceptos fundamentales del sistema terapéutico ideado por Edward Bach con la finalidad de que cualquier persona pueda recuperar la armonía del cuerpo y de la mente a favor de un mayor bienestar.

PILATES
Sarah Woodward

Experimenta un nuevo estilo de vida y una nueva manera de pensar con el método Pilates, sin duda algo más que una serie de ejercicios físicos. Tal y como lo define su creador, Joseph Pilates, «es la ciencia y el arte de desarrollar la mente, el cuerpo y el espíritu de una manera coordinada a través de movimientos naturales bajo el estricto control de la voluntad». El método Pilates propone otra forma de realizar el trabajo muscular, dando un mayor protagonismo a la resistencia, la flexibilidad y el control postural. La mayoría de ejercicios se realizan mediante una serie de movimientos suaves y lentos que se consiguen a través del control de la respiración y la correcta alineación del cuerpo.

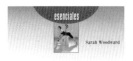

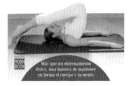

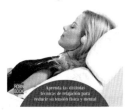

RELAJACIÓN
Lucile Favre

La relajación es un estado natural que nos proporciona un descanso profundo a la vez que regula nuestro metabolismo y nuestra tensión arterial. Pero llegar a ese estado es difícil debido al ritmo de vida al que nos vemos sometidos. Las técnicas de relajación liberan nuestras tensiones, tanto musculares como psíquicas, facilitan el equilibrio y nos proporcionan paz interior. Llegar a ese estado de bienestar y tranquilidad requiere tiempo y una cierta práctica. e ahí que este libro combine la exposición de los principales métodos contrastados para relajarse con una serie de ejercicios muy útiles que pueden conducirte a esa calma tan deseada.

Colección Esenciales:

Los puntos que curan - *Susan Wei*

Los chakras - *Helen Moore*

Grafología - *Helena Galiana*

El yoga curativo - *Iris White y Roger Colson*

Medicina china práctica - *Susan Wei*

Reiki - *Rose Neuman*

Mandalas - *Peter Redlock*

Kundalini yoga - *Ranjiv Nell*

Curación con la energía - *Nicole Looper*

Reflexología - *Kay Birdwhistle*

El poder curativo de los colores - *Alan Sloan*

Tantra - *Fei Wang*

Tai Chi - *Zhang Yutang*

PNL - *Clara Redford*

Ho' oponopono - *Inhoa Makani*

Feng Shui - *Angelina Shepard*

Flores de Bach - *Geraldine Morrison*

Pilates - *Sarah Woodward*

Relajación - *Lucile Favre*

Masaje - *Corinne Regnault*

Aromaterapia - *Cloé Béringer*